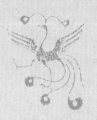

当代中医外治临床丛书

皮肤病
中医特色外治371法

总主编　庞国明　林天东　胡世平　韩振蕴　王新春
主　编　胡秀云　丁洁莹　高言歌　孙　扶

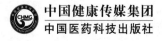

中国健康传媒集团
中国医药科技出版社

内 容 提 要

本书讲述了中医治疗皮肤病的 371 种特色外治法，分为两章。第一章概论，从宏观上介绍了皮肤病外治法的发展历程、常用外治法的作用机制等内容。第二章临床应用，重点介绍了 39 个常见皮肤科疾病的外治疗法，涉及每一疾病的药物外治法、非药物外治法、综合外治法等内容，并于各种外治方法后特设综合评按，引导读者正确选用。本书适用于各级中医、西医、中西医结合皮肤病学专业从事临床、教学、科研的人员参考应用。

图书在版编目（CIP）数据

皮肤病中医特色外治 371 法 / 胡秀云等主编 . — 北京：中国医药科技出版社，2021.5

（当代中医外治临床丛书）

ISBN 978-7-5214-2338-9

Ⅰ . ①皮… Ⅱ . ①胡… Ⅲ . ①皮肤病—中医治疗法—外治法 Ⅳ . ① R275

中国版本图书馆 CIP 数据核字（2021）第 035627 号

美术编辑 陈君杞
版式设计 也 在

出版 **中国健康传媒集团** | 中国医药科技出版社
地址 北京市海淀区文慧园北路甲 22 号
邮编 100082
电话 发行：010-62227427 邮购：010-62236938
网址 www.cmstp.com
规格 710×1000mm $^1/_{16}$
印张 13
字数 197 千字
版次 2021 年 5 月第 1 版
印次 2024 年 4 月第 3 次印刷
印刷 北京京华铭诚工贸有限公司
经销 全国各地新华书店
书号 ISBN 978-7-5214-2338-9
定价 **39.00 元**

获取新书信息、投稿、为图书纠错，请扫码联系我们。

《当代中医外治临床丛书》
编委会

审稿专家 （按姓氏笔画排序）

王艳君	刘 俊	刘旭生	刘志龙	刘学勤
刘建芳	李 鲜	李俊德	杨国强	吴一帆
张京春	张振贤	胡学军	贾 波	倪 青
符绩雄	彭敬师	谢 胜		

总 主 编 庞国明　林天东　胡世平　韩振蕴　王新春

副总主编 （按姓氏笔画排序）

王宏献	王凯锋	王清峰	王喜聪	吕志刚
朱庆文	刘子明	刘世恩	刘静生	闫 镛
闫金才	李少阶	吴海明	吴德志	张 海
张景祖	陆润兰	陈中良	陈卷伟	武洪民
范志刚	姜卫中	洪新田	姚益猛	郭子华
寇绍杰	韩建涛	韩素萍	楼正亮	

编　　委 （按姓氏笔画排序）

弓意涵	马 贞	马宇鹏	王 珂	王 虹
王 娅	王 娟	王 康	王 琳	王 强
王 鑫	王卫国	王传海	王红梅	王志强
王利平	王银姗	尹贵锦	孔丽丽	双振伟

甘洪桥	艾为民	龙新胜	平佳宜	卢 昭
叶 钊	叶乃菁	付永祥	代珍珍	朱 琳
朱 璞	朱文辉	朱恪材	朱惠征	刘 辉
刘宗敏	刘建浩	刘鹤岭	许 亦	许 强
阮志华	孙 扶	苏广兴	李 松	李 柱
李 娟	李 慧	李 淼	李义松	李方旭
李玉柱	李正斌	李亚楠	李军武	李红梅
李宏泽	李建平	李晓东	李晓辉	李鹏辉
杨玉龙	杨雪彬	吴先平	吴洪涛	宋震宇
张 平	张 芳	张 侗	张 挺	张 科
张 峰	张云瑞	张亚乐	张超云	张新响
陈 杰	陈 革	陈丹丹	陈宏灿	陈群英
武 楠	岳瑞文	金 凯	周 夏	周克飞
周丽霞	庞 鑫	庞国胜	庞勇杰	庞晓斌
郑晓东	孟 彦	孟红军	赵子云	赵庆华
赵海燕	胡 权	胡永召	胡欢欢	胡秀云
胡雪丽	南凤尾	柳国斌	柳忠全	闻海军
娄 静	姚沛雨	钱 莹	徐艳芬	高言歌
郭 辉	郭乃刚	黄 洋	黄亚丽	曹秋平
曹禄生	龚文江	章津铭	寇志雄	谢卫平
靳胜利	鲍玉晓	翟玉民	翟纪功	

编撰办公室主任　韩建涛

编撰办公室副主任　王凯锋　庞　鑫　吴洪涛

本书编委会

主　编　胡秀云　丁洁莹　高言歌　孙　扶

副主编（按姓氏笔画排序）

　　　　王红梅　王琳樊　孔丽丽　杜欣冉

　　　　张亚乐　赵宝娥

编　委（按姓氏笔画排序）

　　　　王　娅　王凯锋　双振伟　代珍珍

　　　　司卓琳　许　亦　李　慧　李方旭

　　　　李军武　李正斌　李亚楠　张　冰

　　　　张欠欠　尚治汀　赵子云　赵云霞

　　　　贾林梦　黄　婉　崔丽莎

良工不废外治

——代前言

中医外治法是中医学重要的特色标志之一。在一定程度上讲，它既是中医疗法乃至中医学的起源，也是中医药特色的具体体现。中医外治法经历了原始社会的萌芽、先秦时期的奠基、汉唐时期的发展、宋明时期的丰富、清代的成熟以及当代的完善与发展。尤其是近年来，国家中医药管理局高度重视对中医外治法的发掘、整理与提升，并且将其作为中医医院管理及中医医院等级评审的考评指标之一，极大地推动了中医外治法在临床中的应用和推广。中医外治法与内治法殊途同归、异曲同工，不仅可助提临床疗效，而且可以补充内治法的诸多不足，故自古就有"良工不废外治"之说。因此，中医外治法越来越多地得到各级中医管理部门、各科临床一线医护人员的高度重视和青睐。

近年来，中医外治法的发掘、整理、临床应用研究虽然受到高度重视，但惜于这许许多多的传统与现代新研发的外治疗法散见于各个期刊、著作等文献之中，不便广之，尤其是对于信息手段滞后及欠发达地区的基层医务人员来说，搜集资料更加困难，导致临床治疗手段更是受到了极大的限制。为更好地将这些疗法推广于临床各科，更好地弘扬中医特色外治疗法，在上海高品医学激光科技开发有限公司、河南裕尔嘉实业有限公司的支持与帮助下，我们组织了全国在专科专病领域对外治法有一定研究的 50 余家中医医院的 260 余位临床专家编撰了这套《当代中医外治临床丛书》。本丛书以"彰显特色、简明扼要、突出实用、助提疗效"为宗旨，每册分为概论和临床应用两大部分。其中概论部分对该专病外治法理论基础、常用外治法的作用机制、提高外治临床疗效的思路与方法以及应用外治法的注意事项五个方面进行阐述；临床应用部分以病为纲，每病通过处方、用法、适应证、注意事项、出处、综合评按六栏对药物外治法、非药物外治法进行详细介绍。尤其是综合评按一栏，在对该病所选外治法进行综合总结分析的基础上，提出应用外治法的要点、心得体会、助提疗效的建议等，乃本书的一大亮点，为读者正确选用外治方法指迷导津，指向领航。本套丛书共分为内科、外科、妇科、儿科、五官科、皮肤科、男科、骨伤科、肛肠科、康复科十大类 20 个分册，总计约 300 万字。其中，书名冠以"××法"，实一方为一法。希望本套丛书的出版能为广大中医、西医、中西医结合临床工作者提供一套实用外治疗法参考书。

由于时间仓促，书中难免有不足之处，盼广大读者予以批评指正，以利再版时修订完善！

庞国明

2021 年 3 月

编写说明

中医药治疗皮肤病历史悠久、内容丰富，千百年来已经形成独立的体系，积累了丰富且有效的治疗手段，逐渐形成一门独立的学科。

为了继承和发扬中医学，全面呈现中医外治皮肤病的理论和方法，我们搜集了各种疗效确切的具中医特色的外治方法，希望为同道治疗皮肤病提供理、法、方、药的支持和帮助，提高临床疗效。本书首先将全书所涉及的外治方法作一概述，然后详细介绍皮肤科常见和多发的 39 个病种。每一病种逐一介绍病名、临床诊断、中医分型和中医外治法；又将中医外治方法分为药物外治法、非药物外治法和综合外治法，分门别类加以详细描述；最后设"综合评按"，评述各疾病外治法的现代中医临床经验和研究成果。需要注意的是本书所涉及的外用制剂及方法均有其适用范围和局限性，须在医生指导下使用。

本书内容贴合临床，兼具科学性、规范性、实用性，基本能够反映现代中医临床外治皮肤病的经验及新成就。本书难免有不足之处，敬请各位同道不吝赐教。

编　者

2021 年 3 月

目 录

第一章

概论

第一节　中医皮肤病外治法的发展历程

中医皮肤科学是以中医学理论和方法研究皮肤和皮肤附属器疾病的一门学科。皮肤附属器包括毛囊、毛发、皮脂腺、汗腺、指（趾）甲。中医皮肤科学在传统上属于中医外科学范畴，其内容在很多历代中医文献和中医外科学专著中都有所体现。几千年来，中医皮肤科学经历了经验的积累、理论的形成与发展、临床治疗方法的建立与完善等过程。新中国成立以后，中医药学迅速发展，中医皮肤科学逐渐从中医外科学中独立出来而成为专门学科，其理论体系逐渐完善，发展逐渐成熟。而皮肤科常用的外治疗法，是中医治疗学的重要组成分，是中国劳动人民在漫长的同疾病做斗争的过程中总结出来的一套独特的、行之有效的治疗方法，具有简、便、廉、验的特点，深受广大人民群众的欢迎。

一、萌芽于原始社会

考古学家发现，50 万年前的北京人已学了用火取暖御寒，变生食为熟食。起初人们在烘火取暖时发现身体不适或疼痛可因此减轻或缓解，经过反复的生活实践，人们逐渐发现用兽皮、树皮包裹烘热的石块或砂土进行局部加温可减轻或消除某些疼痛，且操作方便，于是便产生了现在所说的热熨法；发现用树枝或"药物"作燃料对局部进行温热刺激，可以消除疼痛或肿疡，这样便形成灸法；发现点燃树叶、柴草熏烤某一固定部位，可起到减轻或消除症状的作用，因此，熏、洗、鼻嗅等中药外治法也相继产生。

二、奠基于先秦

公元前 14 世纪殷商时期的甲骨文中即有对皮肤病病名的记载。如疥，

《说文解字》云"搔也"，指多种瘙痒性皮肤病；疕，《说文解字》云"头疡也"，指头疮或泛指疮疡。周代《周礼·天官》中记载"疡医"，即指外科医生，主治肿疡、溃疡、金疮和折疡。西汉时期《金创瘛疭方》是我国第一部外科学专著，可惜已经佚失。《五十二病方》是我国现存最早的医书，书中已经有痈、疽等许多皮肤病的记载，并叙述了砭法、灸法、熨法、熏法、角法、按摩等疗法。该书载方283首，其中敷方70余首，约占全书的四分之一。其所载酒剂止痛和消毒的资料，当是酒剂外用的最早记载。该书不仅详细介绍了外治法的运用方法、适应证等宝贵经验，还强调了外治法的注意事项，初现中医外治的轮廓。

春秋战国时期，名医扁鹊针熨并举，如立起虢太子"尸厥"的事迹流传至今。中医经典著作《黄帝内经》中首次提及"皮肤"一词，并对中医外治也有较详细的论述。《黄帝内经》涉及外科疾病30多种，包括《素问》中记载的丁、痤、痱、痔等，以及《灵枢》中记载人体不同部位的痈疽17种。书中记载的痈疽疮疡的病因病机，现仍是外科疮疡疾病的理论基础，如《素问·生气通天论》中的"高粱之变，足生大丁"等。书中还记载了针砭、浸渍、热浴、热熨、涂敷、烟熏、按摩、猪膏等多种外治方法。

由此可见，在先秦时期中医外治虽无完整体系和专论、专著出现，但其治疗思想已经形成，为后世广泛应用皮肤外治法奠定了坚实的基础。

三、发展于汉唐

汉代张仲景的《伤寒杂病论》对中医外科的贡献较大，书中提出的辨证论治理论对外科疾病的证治同样具有重要的指导意义。该书载方富有实效，很多方药在皮肤科被广泛使用，如麻黄连轺赤小豆汤、麻桂各半汤、麻黄附子细辛汤等治疗湿疮、银屑病、瘾疹等皮肤病疗效颇佳。该书不仅收载了许多行之有效的内服方，还介绍了不少外治法，有证有方，方法齐备。其中点药烙法、药摩顶法、吹喉法、嗜鼻法、舌下含药法、灌耳法、坐药法（纳阴道法）、导法（蜜煎导法）、扑粉法等中药外治法在此之前鲜有人记载和运用，至今仍有效地指导着临床实践。

晋代葛洪《肘后备急方》记载了许多简易有效的医方和外治法，首次记载了用生地或栝楼根捣烂外敷治伤，用软膏剂敷贴疗金疮。其中用狂犬脑外敷伤口治疗狂犬病的方法，开创了免疫法治疗狂犬病的先河。该书已经初步体现中医外治法辨证论治的思想，记载了对不同原因引起的创伤及脓肿分别采用酒洗、醋洗、煮黄柏水洗等不同清洗疮口的方法。

南齐医家龚庆宣重新编次拟定的《刘涓子鬼遗方》是我国现存的第一部外科专著。该书中主要介绍了痈疽的辨别诊断和治疗，载有内治、外治处方 140 个，首创用水银膏治疗皮肤病。

隋代巢元方主持编纂的《诸病源候论》是我国现存最早的论述病因病机的专著，阐述了 40 多种皮肤病的病因病理，如指出疥疮由虫引起，炭疽的感染途径是"人先有疮而乘马乃得病"。

唐代是我国方剂学发展的鼎盛时期，医家对中药外治的研究也蔚然成风。《千金要方》和《千金翼方》广泛应用外治疗法各种疾病，《千金翼方》载有"薄贴"专论，包括糊膏、软膏、硬膏等外治方药。应用溻渍法、外敷药、热熨法治疗外科疾病在唐代盛行。

四、丰富于宋、元、明、清

自宋代开始中医外科疾病的证治理论得到极大发展，医学思想异常活跃，名医辈出，著作涌现。具有代表性的如宋代王怀隐等所著的《太平圣惠方》，书中记载了痔、痈、瘰疬以及皮肤病等外科病证治，不仅提出扶正祛邪、内消托里等内治法则，还补充和完善了判断外科疾病转归与预后的"五善七恶"学说。

金元时期，中医外科的代表著作有陈自明的《外科精要》，它指出外科病是由阴阳不和、气血凝滞所致。此外还有朱震亨的《外科精要发挥》、齐德之的《外科精义》以及危亦林的《世医得效方》等。涌现了很多中医外科专著，记载了大量皮肤病的方药和治疗方法。

明清时期中医外科学进入黄金时期，外科专著大量涌现，并逐渐分化出多个学术流派。最有代表性的外科三大学术流派为：①以王维德的《外科证治全生集》为代表的全生派，其主要的学术思想为"阴虚阳实"论，创立了外科证治中以阴阳为核心的辨证论治法则，并创立了阳和汤、犀黄丸、小金丹、阳和解凝膏等外科名方。②以高秉钧的《疡科心得集》为代表的心得派。其主要学术思想为"外疡实从内出论"，注重外证与内证的关系，将温病学说引入外科病证治，用犀角地黄汤、紫雪丹、至宝丹等治疗外科病。③以陈实功的《外科正宗》为代表的正宗派，此书"列证最祥，论述最精"，总结了历代中医诊疗皮肤病的研究成果，明确提出了"内之证或不及于外，外之证必根于内"，指出皮肤病发生的根本原因是内在因素。此外，汪机的《外科理例》主张外科病治疗"以消为贵，以托为畏"，此思想对临床痈、疽、丹毒、严重痤疮等很多皮肤科疾病具有指导作用。陈司成的《霉疮秘录》是我国第一部梅毒病专著，书中指出梅毒由性交传染且可遗传，并详细记录了应用砷、汞剂治疗梅毒的方法。

清代吴谦等著《医宗金鉴·外科心法要诀》、余听鸿著《外科医案汇编》等，对很多皮肤病作了详细论述。吴师机的《理瀹骈文》系统总结了历代出现的外治法及方药，对皮肤科疾病具有重要的指导意义。其指出"外治之理，即内治之理，外治之药，即内治之药"，是目前中药外治法辨证和用药的重要理论依据，对中医皮肤科学的发展具有深远的指导意义。

五、独立于新中国成立以后

新中国成立之初，我国没有皮肤病专科、没有专业的皮肤科医生，更没有独立完善的皮肤病辨治体系，但各专业的医生都会遇到皮肤病。随着皮肤病在外科病中所占比例越来越高，中医皮肤科逐渐从中医外科独立出来，成为专门学科。1955 年，中国中医科学院的前身——卫生部中医研究院在北京成立，并在中央皮肤性病研究所成立了中医科，使我国首次有了独立的中医皮肤科。中医皮肤专科得到了空前的发展，涌现了许多皮肤科名老中医及皮肤科专著，具有代表性的如《赵炳南临床经验集》《简明中医皮肤病学》等。赵炳南先生认为"皮肤疮疡虽形于外而实发于内，没有内乱，不得外患"，建立了基于气血津液辨证的皮损辨证体系。20 世纪 70 年代后赵炳南、李洪迥、刘蔚同等老一代皮肤科医师开始进行外用中药制剂的研究，发明了难以计数的外用制剂，很多外用制剂现在仍广为传用。20 世纪 80 年代许多中医皮肤科医师远赴欧美、日本等国家开诊，使中医皮肤科走出国门。由徐宜厚、禤国维、李元文等主编的数十种中医皮肤科专著被译成英文、日文，使中医皮肤科在国外得到推广。许多中医和中西医结合皮肤性病学术组织如雨后春笋在全国各地成立，各高校也开始注重培养皮肤科专业高端专业人才和科研人才。这标志着我国中医和中西医结合皮肤病学事业进入了一个全新时期。

第二节　皮肤病常用外治法

外治法是运用药物、手术、物理方法或使用一定的器械等，施术于患者体表或病变部位，以达到治疗目的的一种方法。皮肤病常用外治法包括药物外治法和非药物外治法两大类，现将皮肤病常用外治法介绍如下。

一、药物外治法

药物外治法是将药物制成不同的剂型，施用于患处，使药物直接作用于皮肤或黏膜，从而发挥治疗作用的一种方法。外治药物的剂型有溶液、粉剂、洗剂、酊剂、油剂、软膏、乳剂、糊剂、醋剂、硬膏等多种剂型，每一种剂型具有相对应的适应证。在具体剂型的选择上有一条基本原则"干对干，湿对湿"，即对于肥厚、粗糙、干燥的皮损要用硬膏、软膏等流动性差的剂型，对于渗出、糜烂的皮损选择液态剂型如溶液、油剂等。现将皮肤科常用的药物外治法列举如下。

1. 湿敷法

湿敷法是将辅料或者毛巾置于溶液中浸湿，捞出后拧至不滴水，敷于患处，以治疗疾病的一种外治方法。有冷敷和热敷之分，红肿明显者以冷敷为主。本法具有清热解毒、消肿、止痒、收敛、清洁的作用，适用于急性、红肿明显、渗出物较多的皮损，如丹毒的急性发作、湿疹急性期。

2. 外洗法

外洗法是将药物加适量水煮沸后倾入容器内，熏洗或擦洗患处而治疗疾病的一种外治方法。本法具有清热解毒、消肿、止痒、收敛、清洁的作用，适用于急性、红肿明显、渗出物较多的皮损。根据外洗方式的不同分为熏洗法、擦洗法和浸洗法。如脚癣、跖疣常使用擦洗法，发际疮使用熏洗法，油风常使用浸洗法。

3. 药浴法

药浴法是将药物加适量水煮沸后倾入容器内（容器大小以适合患部体位熏洗为宜），熏洗患处或者浸泡全身，以达到治疗效果的一种外治方法。根据药浴的部位不同分为沐浴法、坐浴法、足浴法。本法具有清热解毒、消肿、止痒、收敛、清洁的作用，适用于无渗出和糜烂的皮肤病。治疗时可根据具体病种选择不同的药浴方法，如银屑病使用沐浴法，阴部湿疮使用坐浴法，脚癣使用足浴法等。

4. 中药面膜疗法

中药面膜疗法是将药物加入适当基质后，直接贴敷于面部的一种治疗方法。种类包括以凝胶为基质的软膜，以石膏为基质的硬膜，或加水等调成的糊状面膜。其中硬膜法是将中药加水煎成汤药，再以石膏为成膜基质，加入中药过滤液搅拌成糊状，敷于面部的方法。本法具有清热解毒、凉血消斑的作用，适用于面部炎症性疾病，如痤疮、酒糟鼻等。而糊状面膜法根据疾病不同基质的选择有所不同，如清热解毒可选择茶水、金银花露调敷药粉，润肤防皲可选择蛋清、牛奶、蜂蜜为基质等。本法具有清热解毒、凉血消斑、美白、散结消肿等作用，适用于各种面部无渗出的急性或亚急性皮肤病或者增生及色素性疾病，如黧黑斑、痤疮、酒渣鼻等。

5. 涂擦法

涂擦法是以毛巾、棉签或纱布蘸取药液或药粉涂擦患处的一种外治方法。根据涂擦剂型不同，涂擦法可分为溶液涂擦法、油剂涂擦法、膏剂涂擦法、霜剂涂擦法、酊剂涂擦法、醋剂涂擦法、糊剂涂擦法、粉剂涂擦法等。临床可根据皮损的进展阶段不同选用相应的剂型涂擦：一般皮损急性期宜选粉剂、乳剂涂擦；亚急性期则用油剂、乳剂、糊剂涂擦；皮损炎症慢性阶段有苔藓样变，浸润肥厚、角化过度时用软膏、醋剂涂擦。本法具有收敛散风、杀菌、止痒的作用，适用于多种类型的皮肤病，如痤疮使用膏剂涂擦法和霜剂涂擦法，酒糟鼻使用酊剂涂擦法，黄水疮使用糊剂涂擦法。

6. 贴敷法

贴敷法是将中药研成细面，先用生理盐水或双氧水清洗疮面，再用液体基质将药粉调成糊状，敷于疮面上的一种外治方法。本法具有清凉止痒、干燥收敛、保护疮面的作用，适用于局限性的炎症性皮肤病。如发际疮使用贴敷法。

7. 薄贴法

薄贴法是将药物研成细粉涂布在裱褙材料上贴敷患处的一种外治方法。本法具有软化角质、消肿散结、促进吸收的作用，适用于局限性、孤立性、肥厚增生性皮肤病，如发际疮、黄水疮、鸡眼等。

8. 烟熏法

烟熏法是将药物研细做成燃条，用棉纸卷好，点燃燃条烟熏患处来治疗疾病的一种方法。本法具有消风止痒、促进吸收的作用，适用于局限性、肥厚性、瘙痒性疾病如疥疮、白疕、牛皮癣等。

9. 热蕴法

热蕴法是根据不同的病情，选择适当的药物和辅料，经过加热敷于患处或腧穴的一种外治方法。本法具有消风止痒、疏通经络、温中散寒、消肿止痛、促进吸收的作用，适用于局限性、肥厚性、瘙痒性疾病，如干疥、牛皮癣等。

10. 热烘法

热烘法是将中药研成细粉加入凡士林配成中药药膏，将药膏涂于患处，然后以电吹风（火）烘患处以治疗疾病的一种方法。本法具有消风止痒、促进吸收的作用，适用于局限性、肥厚性、瘙痒性疾病，如慢性湿疮、白疕等。

11. 扑粉法

扑粉法是将中药各研细末和匀，直接外扑患处的一种外治方法。本法具有保护、吸收、蒸发、干燥、止痒的作用，适用于无渗出的急性或亚急性皮肤病，如酒渣鼻、湿疹。

12. 香佩法

香佩法是将中药研成粗粉布包随身携带的一种方法。本法具有芳香辟秽、驱赶蚊虫等作用，适用于寄生虫或虫咬皮炎的预防，如阴虱病。

13. 灌肠法

灌肠法是将中药水煎，滤出药液高位保留灌肠的一种方法。本法适用于胃肠虚弱、严重肝脏疾病、拒服中药的皮肤病患者。如灌肠法治疗疱肉。

14. 发泡法

发泡法是将含有发泡的中药药粉（如斑蝥）研极细末，加蜂蜜或醋、姜汁等基质搅拌成糊状涂擦患处或特定腧穴，通过敷药刺激局部皮肤起水疱以治疗疾病的一种方法。本法具有祛邪通络、清热解毒、消肿止痛的作用，可治疗传染性软疣、牛皮癣等。

15. 腐蚀药法

腐蚀药法是将具有提脓祛腐作用的药物涂于患处，使疮疡内之脓得以早日排出、腐肉得以迅速脱落，或使异常组织腐蚀枯脱的外治方法。本法具有提脓祛腐的作用，常用于各种疮疡后期、溃疡早期、各种良性增生性疾病，如甲癣、跖疣等。

16. 割涂法

割涂法是用手术刀片尖或三棱针在皮肤穴位处划"一"或"十"字形痕，以微出血为度，然后撒药粉在划痕处，用胶布贴敷固定的一种方法。本法具有祛风除湿、解毒消肿、止痛定痛等作用，可治疗白疕。

17. 敷脐法

敷脐法是以中医经络学说为理论基础，根据具体病证，选择相应的药物，研极细面，贴敷肚脐，再用胶布固定，意在通过药物对脐部穴位的刺激作用，以激发经气，疏通经脉气血，调整人体脏腑功能，从而达到防治疾病目的的一种外治方法。本法具有疏通气血、调整阴阳、激发经气的作用，可治疗白疕、皮肤瘙痒症。

18. 摩擦法

摩擦法是以掌心或其他物品蘸取药液或药膏在患处表皮摩擦，将药物涂在皮肤表面，通过反复的摩擦刺激促进药物吸收以治疗疾病的方法。本法具有行气活血、促进药物吸收的作用，多用于顽固性瘙痒性、局部气血阻滞的皮肤疾病，如牛皮癣、皲裂疮。

19. 熏蒸法

熏蒸法是利用药物煮沸后产生的蒸汽来熏蒸机体，以治疗疾病、养生保健的一种外治方法。本法具有促进气血运行、消肿止痛、祛风止痒、促进药物经皮吸收的作用，适用于各种类型的皮肤病，如瘾疹。

20. 含漱法

含漱法是用药液漱涤口腔，清洁患部，以达到清热解毒、消肿止痛、祛腐除秽目的的一种外治方法。常用药物有金银花、黄芩、白芷等。若溃面腐物多，宜用马勃、升麻等量，煎水含漱，以解毒祛腐。如含漱法治疗天疱疮。

21. 坐药法

坐药法是将药物制成丸剂或锭剂、片剂，或用纱布包裹药末塞入阴道或肛门来治疗疾病的一种方法。如坐药法治疗疱肉。

二、非药物外治法

非药物外治法治疗皮肤病在我国具有悠久的历史，在《针灸甲乙经》中已经较详细地论述了一些治疗皮肤病的针法和灸法，从古到今用针灸治疗皮肤病的方法有很多，针法有毫针、火针、三棱针、梅花针、耳针、电针，以及结合中西药的穴位注射等。灸法包括艾炷灸、艾条灸、温灸器灸、温针灸、雷火灸、黄蜡灸等，这些方法可以单独使用也可以根据临床情况结合使用。现将皮肤科常用的非药物外治法列举如下：

1. 毫针法

毫针法是针灸疗法中运用最为广泛的一种疗法，主要是根据辨证论治，选择合适的毫针、运用合适的手法、选择相应的腧穴治疗疾病的一种方法。此法运用广泛，适用于各种皮肤疾病。

2. 刺络放血疗法

刺络放血疗法是运用三棱针在身体特定的腧穴或浅表经络，放出少量血液达到治疗疾病的一种方法。此法具有清热解毒、活血通络、散结消肿的作用，适用于多种皮肤病，如酒糟鼻、结节性痒疹、疣、疖肿等。

3. 火针疗法

火针疗法是将火针（或毫针）底部烧红，迅速刺入患处而治疗疾病的一种方法。该法具有温通经脉、活血化瘀、散结消肿的作用。临床运用广泛，如牛皮癣、湿疮、白癜风、各种疣等均适用该法治疗。

4. 耳尖放血疗法

耳尖放血疗法是以三棱针迅速点刺患者耳尖穴使之少量出血（一般为0.3~1ml），然后用消毒干棉签按压止血，以达到治疗效果的一种方法。此法具有清热解毒、镇静止痛、消肿软坚的作用，因此在很多皮肤科疾病的急性期均可考虑使用，如丹毒、酒渣鼻、各种面部皮炎等。

5. 梅花针叩刺疗法

梅花针叩刺是用梅花针以腕力叩刺患处，以达到治疗疾病效果的一种方法。本法具有活血化瘀、通络的作用。如油风、发蛀脱发、牛皮癣等常常使用梅花针叩刺。

6. 穴位注射疗法

穴位注射疗法又称"水针疗法"，是将药水注入穴位以防治疾病的一种疗法。它可以将针刺刺激和药物的性能对穴位的渗透性相结合，从而达到防治疾病的目的，对某些疾病有特殊的疗效，如痤疮、黄褐斑、白癜风、斑秃等。

7. 耳穴压丸法

耳穴压丸法是用王不留行籽贴压在耳部穴位，并嘱患者自行按压给以刺激，以达到治疗效果的一种方法。由于耳穴压丸法可以持续刺激穴位，因此对于皮肤科多种慢性疾病均可使用，如湿疹、神经性皮炎、痤疮等。

8. 刮痧疗法

刮痧疗法是用边缘光滑的嫩竹板、瓷器片、小汤匙、铜钱、硬币、玻璃，或头发、苎麻等工具，蘸食油、清水或药油等在体表部位进行由上而下、由内向外反复刮动，用以治疗疾病的一种方法。该疗法具有活血祛瘀、舒筋通络、调整阴阳的作用。临床常常运用治疗脱发、瘾疹等皮肤病。

9. 拔罐疗法

拔罐疗法是以一系列特制的罐、筒等为工具，采用燃烧或抽吸等方法，排除罐内空气形成负压，使之吸附在人体表面穴位或治疗部位上，对局部皮肤形成吸拔刺激，造成体表局部充血或瘀血，并以此治疗疾病的一种物理疗法。拔罐疗法有逐寒祛湿、疏通经络、祛除淤滞、行气活血、消肿止痛、拔毒泻热、调整人体的阴阳平衡、解除疲劳、增强体质的功能。该疗法适用范围比较广泛，可治疗丹毒、白疕、牛皮癣、痤疮等病，常常配合内服药使用，以促进疾病痊愈。

10. 艾灸疗法

艾灸疗法是借助艾灸的温度和药物的作用，施灸于体表的一定穴位，通过经络的传导，达到治疗或保健的一种外治方法。包括艾炷灸、艾条灸、隔物灸、温针灸、温灸器灸。此法具有温阳通络、运行气血、扶助正气的作用，对于一些慢性、阳气不足、瘀血阻络的皮肤病常常配合使用，如冻疮、各种慢性皮炎、白癜风、手足逆冷、荨麻疹等。

11. 黄蜡灸疗法

黄蜡灸疗法是用湿面团将黄蜡围于皮肤患处，以铜勺（或铁勺）盛灰火在蜡上烘烤，借助黄蜡熔化传导的热量刺激皮肤，以达到治疗效果的一种方法。如黄蜡灸法治疗皮痹、油风。

12. 壮医药线点灸疗法

壮医药线点灸疗法是采用广西壮族自治区出产的由壮药酒炮制成的药线，点燃后直接灼灸人体体表一定穴位或部位，从而治疗和预防疾病的一种治疗方法。此法具有"简、便、廉、验、捷"等特点。尤其对肿块、疼痛、痿痹、麻木、瘙痒效果显著，常用于治疗荨麻疹、白癜风、疣、带状疱疹、银屑病、神经性皮炎、瘙痒症等多种疾病。

13. 自血疗法

自血疗法就是把患者的血液从自身的静脉中抽取出来，然后再注入特定穴位，以产生持久刺激，调节经气，帮助机体达到阴阳平衡的一种方法。穴位多辨证选取，曲池、血海较常选用。目前在白癜风、慢性荨麻疹、痤疮、斑秃等很多皮肤科中使用。

14. 埋线疗法

埋线疗法属于长效穴位刺激法，是根据中医针灸学理论，结合现代物理学方法，将线体埋入人体穴位或身体特定区域后产生一系列作用以达治疗目的的一种疗法。埋线疗法具有疏通经络、调节气血、调和阴阳的作用。此法目前用于慢性湿疮、瘾疹等皮肤疾病的治疗。

15. 杨氏贴棉灸疗法

该法是用皮肤针叩刺皮损处，使之潮红或微出血，擦去血污，以优质脱脂棉少许点燃，快速灸患处以达到治疗疾病目的的一种方法。如杨氏贴棉灸治疗牛皮癣。

16. 磁疗法

磁疗法是将高斯磁片贴敷在患处，治疗疾病的一种方法。如磁疗法治疗油风。

17. 耳背割治法

耳背割治法是根据传统蒙医辨证，在耳背中央皮肤绷紧处，即在耳背肺、脾、肝和耳背沟的位置，横向划割约1cm长的切口，令其出血约0.5滴，然后用消毒棉签擦去血液，盖以消毒敷料，贴上胶布以治疗疾病的一种方法。如耳背割治法治疗白疕。

18. 推治法

推治法是在疣体根部用面部棒与皮肤平行或呈 30° 角，向前推进，推除后压迫止血以治疗疾病的一种方法。该法可治疗高出皮面的各种疣。

19. 离推法

离推法是一种先分离后推治的方法。常规消毒患处后，用无菌小号尖头手术刀在疣体周围与正常皮肤组织之间做环形分离，然后按推治法治疗。该法可治疗高出皮面的巨大疣。

20. 刮除法

刮除法是一种用刮匙将疣体刮除的治疗方法。常规消毒患处后，左手将皮肤紧绷，右手持刮匙置于皮损边缘，使刮匙与皮肤呈 60°~70° 角，轻轻加压，刮除软疣小体，然后外涂碘伏消毒，24 小时皮肤不能沾水。此法适用于各种疣、鼠乳等皮肤病。

第三节　外治法的作用机制研究

中医外治法的理论源远流长，内病外治这一古老而又新型的治疗方法，正受到国内外的广泛关注。一般认为，中医外治法起始于《黄帝内经》，形成于仲景，发展于师机。清代吴师机指出"外治之理即内治之理，外治之药即内治之药，所异者法耳"，见解独到而精辟，并在长期的临床实践中，把中药外治开辟为治疗人体各种疾病的一种重要的给药途径。中医外治的方法很多，如中药外治、针灸、推拿按摩、拔罐等，由于所用药物不同，施用部位各异以及其他因素，其作用机制也因而有异。

一、药物外治法的作用机制

（一）经络传导

经络是人体组织结构的重要组成部分，是沟通表里、联系上下的一个独特系统，外与皮肤肌腠相连，内与五脏六腑相接。穴位是经气出入体表之所在，用药物贴敷有关穴位，既有穴位刺激作用，又可通过经络传导，使药气到达经络，摄于体内，直达病所，从而起到调节全身气血阴阳、祛邪扶正的作用。现代药理学研究认为，经穴对药物具有外敏感性和放大效应。现在临床中用中药贴敷神阙穴治疗银屑病患者的瘙痒症，用蒙药穴位贴敷治疗神经痛等，均是利用经络传导作用。

（二）皮肤透入

中医药物外治法方法甚多，如敷、贴、涂、搽、擦、扑、熏、蒸、洗、浴、溻等。这些外治方法共同的作用部位是皮肤，通过各种外治手段使药物透入皮肤而起到治疗作用。正如《理瀹骈文》所说："切于皮肤，彻于肉理，摄于吸气，融于津液。"皮肤的结构除腺体和毛囊外，可分为四个层次：即角质层、生长表皮层、真皮层和皮下脂肪组织。西医学研究认为，经皮肤给药一方面使药物直达病所，可避免药物对胃肠道与肝脏等的损害，同时可避免胃肠道与肝脏对药物的影响，通过药物直接作用于局部从而提高药物的利用度。另一方面药物经皮肤透入也可发挥全身作用。药物透皮吸收过程包括释放、穿透及吸收进入血液循环三个阶段。其中分子量小的药物，能向角质层中扩散，越往里扩散速度越大；分子量较大的药物则以毛孔和汗腺途径为主。当达到平衡后，强极性药物主要是以与组织蛋白水合的水等为媒介进行扩散；极性低的药物则通过脂溶性介质扩散。临床中如沐浴法治疗白疕，熏蒸法治疗瘾疹，涂擦法治疗牛皮癣、慢性湿疮等，均利用了药物的皮肤透入作用。

（三）黏膜吸收

从鼻、眼、口及前后二阴给药的，多从黏膜吸收。其方法包括香佩法、含漱法、烟熏法、坐浴法等。黏膜下血管非常丰富，动脉、静脉、毛细血管交织成网状，因此药物可以迅速从黏膜透入血管，进入全身血液循环。药物经黏膜吸收不仅可避免其对胃肠道的刺激作用，而且吸收后不经门静脉进入肝脏而被代谢，可避免"肝首过消除效应"，提高药物的利用率和作用速度，降低药物的副作用。临床中如含漱法治疗天疱疮，坐浴法治疗阴部湿疮，香佩法治疗阴虱等，均利用了药物经黏膜吸收的优势。

二、非药物外治法的作用机制

非药物外治法共同的作用机制是利用各种机械刺激，使局部产生损伤性疼痛、充血、瘀血、炎性刺激以及酸胀沉困等"得气"感，进一步通过经络之气的作用，来调整机体气血运行及脏腑阴阳的平衡，达到治疗疾病的目的。

第四节　提高外治法临床疗效的思路与方法

中医外治法种类繁多，适应证广，作用途径不同，选择合适的外治方法是关系治疗成败、临床疗效的关键。而对于皮肤病的治疗来说，中药外治法在其治疗中扮演着重要角色，中药外治以其独特的优点，成为近年来国内外研究的热点，并且发展迅速。但从文献看，临床应用和实验研究中所使用的制剂多限于中医普通的膏剂、洗剂、粉末浸出液等，缺乏新剂型。人体皮肤对大多数药物来说是一道难以渗透的屏障，相当多的药物透皮吸收不够理想，达不到治疗要求。影响透皮吸收的主要因素有药物的理化性质、给药部位的特性、基质的组成、附加剂以及气温、相对湿度等。长期以来，学者们为提高中医外治法的临床疗效进行了系统的研究，发现皮肤对各种脂溶性药物具有明显渗透性，而非脂溶性药物可通过选择适当的溶剂、助渗剂和表面活性剂来提高渗透性，加温可显著提高渗透速度，再结合中医经络理论完全可以实现内病外治和靶标给药。这样不但用药量可大为减少，且可最大限度地降低药物的毒性和副作用，具体总结如下：

一、开发透皮吸收促进剂

1. 研究中药透皮促进剂

透皮促进剂是指所有能增加药物透皮速度的物质。研究中药透皮促进剂，首先应以中医药理论为指导，根据药物的性味、归经、功效等特点，对常用中药中有透皮作用的中药进行分类整理，其中应以外用中药为重点；其次应从大量的古今中医药文献中选取记载有透皮促进作用的中药；通过大量临床数据的总结和分析筛选出有代表性的、透皮促进作用显著的中药。然后以现代化学分析方法，提取分离其有效组分或单体，在此基础上研制新型中药透皮制剂及中药外用剂型。研究发现，川芎挥发油具有促渗作用；樟脑对水杨酸和5-氟尿嘧啶有促透皮渗透作用；丁香挥发油、丁香油酚、丁香醇提物对5-氟尿嘧啶有促透皮吸收作用，其促渗作用均比氮酮为高；果胶能抑菌增效，延长药物停留时间，促进皮肤和表皮的再生，保持皮肤的湿润等。临床常用的丹皮酚软膏、复方樟脑乳膏、医美行业的药妆保湿剂和修复剂等都是现代技术的产物。

2. 中西药合用，添加适宜的西药透皮促进剂

在中药外治系统中，皮肤尤其是角质层，构成了一个强大的屏障，限制了中药经皮吸收的生物利用度。因此提高中药的透皮速率是开发透皮吸收给药系统的关键。有研究表明氮酮、丙二醇单独使用均对丁香苦苷有促透作用，其中氮酮促透效果较强，二者混合使用渗透促进效果更佳。将氮酮、透明质酸和甘油、丙二醇、十二烷基磺酸钠等加入中药制剂均可显著提高渗透速度。因而在传统的中药制剂中添加适宜的西药透皮促进剂能明显高其治疗作用。如有人向中药制剂中加入二甲基亚砜制作膏药，该法制得膏药的稳定性和吸收性都较传统制法优良。

二、利用现代制剂技术

中药传统剂型主要有汤剂、丸剂、散剂、膏剂、丹剂等。随着临床需

要和现代技术及工艺的进步，中药剂型有了很大的发展。现代新剂型有缓释剂、控释剂、栓剂、中药口服液、中药雾化剂、纳米制剂、透皮吸收剂、膜剂、中药微囊、微球、脂质体制剂、中药靶向制剂、中药软胶囊、中药颗粒剂、中药滴丸等。新剂型的产生提高了中药利用率，扩大了使用范围，且方便有效，为越来越多的患者所接受。很多新型外用制剂也随之产生，如复方甲硝唑药用膜，如复方烧伤喷雾剂、复方蛇床子栓等。

三、借助现代仪器，促进药物吸收

将离子导入法、电孔导入法、超声波导入技术、激光促渗技术、放热技术、微针等应用到经皮给药系统中，将会大大增强其治疗效果。以离子导入技术为例：中药离子导入法是利用直流电流将离子型药物经电极定位导入皮肤，进入组织或体液循环的一种方法。与传统的中药外治方法不一样，其导入的是中药的有效成分，而这些有效成分被组织器官吸收后可直接发挥药理作用，同时具有在病灶局部分布浓度高，在体内蓄积时间长的特点。与使用皮肤渗透促进剂相比，离子导入法不引起皮肤生理的变化，而且具有使药物直达病灶、药效维持时间长、无痛苦等特点，目前在临床上已经广泛运用，如用离子导入法治疗骨质增生、股骨头坏死等疾病，已取得较好的效果。

四、结合经络穴位理论给药

西医学研究发现，经穴对药物具有外敏性和放大效应，经络系统是低电阻的运行通路，因此，药物被贴敷于特殊经穴，会迅速在相应组织器官产生较强的药理效应，起到单相或双相调节作用。如中医经络学理论指出，脐联系于全身经脉，通过各经气之循环，交通于五脏六腑、四肢百骸、五官九窍、皮肉筋膜，无处不到。药物可通过脐部被吸收，直达病灶而发挥治疗作用，故脐疗法有温通元阳、苏厥固脱、健脾助运、化湿散寒、消积等作用。

五、利用提高温度加速渗透以增加疗效

温度对药物的渗透性可产生指数级的影响，根据范霍夫近似规则，温度每提高 10℃，其药物渗透速度将会增加 2~4 倍。曾有临床报道：某患者脚掌患疱状脓肿，给药 2 天脚仍不能着地，后将药敷于痛处，并利用人体无损排毒超声仪的超声探头加温至 50℃，当即见效，治疗 15 分钟后，脚跟即可着地行走。这是由于温度升高后，药物很快渗透到病灶处的结果。临床中发现尤其对于一些角质层增厚的疾病，提高温度能明显增加药物的渗透性，从而提高临床疗效。

六、多种治法联合使用

人体不同部位对于药物的吸收不同，而且不同的治疗方法有不同的适应证，根据患者病情缓急及患病部位，选择恰当的给药途径，确定相应的治疗方法，是中医外治法取得疗效的关键。

第五节 应用外治法的注意事项

任何一种外治法我们不仅要掌握其适应证，更要注意其使用过程中的注意事项，以加强其治疗效果、减轻不良反应和副作用。

一、药物外治法的注意事项

（1）注意控制感染。有感染时先用清热解毒、抗感染制剂控制感染，然后再针对原发皮损选择用药。

（2）用药宜先温和后强烈。先用性质较温和的药物，尤其是儿童或女性患者不宜采用刺激性强、浓度高的药物，面部、阴部慎用刺激性强的

药物。

（3）用药浓度宜先低后高。先用低浓度制剂，再根据病情需要提高浓度。一般急性皮肤病用药宜温和，顽固性慢性皮损可用刺激性强和浓度较高的药物。

（4）随时注意药物的不良反应。一旦出现药物过敏、刺激现象，应立即停用，并给予及时处理。大面积使用溶液时，要注意药物浓度，以防中毒。

（5）使用外用软膏时，皮肤表面若有残留的陈药，应先清除，可蘸植物油或石蜡油轻轻擦去，然后再涂药膏，切不可用汽油或肥皂、热水擦洗。

（6）部分外用制剂含有有毒物质，如水银、斑蝥、马钱子、生川乌、生草乌、黄药子等，故在使用的过程中要注意药物适用范围和注意事项，且一定要在医生的指导下使用。

二、非药物外治法的注意事项

（1）创伤性外治法注意无菌操作、疮面清洁和护理以避免感染。

（2）针刺、耳尖放血、火针、温针、梅花针叩刺、穴位注射、刺络拔罐等操作过程应规范操作，在操作过程中注意晕针现象，一旦患者晕针应立即停止操作，让患者平躺于治疗床上，轻者给予温水或糖水休息片刻即可，重者按压人中，一般稍作休息即可。

（3）艾灸过程中根据施灸部位，及施灸对象的年龄、对温热耐受程度的不同，从低温开始，逐渐提高温度，以被施灸者能耐受为度。

（4）运用按摩、推治、离推等治疗手法时注意手法和力度要适中，避免因为疼痛引起不良反应。

（5）特殊人群如患有肝肾功能不全、心脏病、高血压者，孕妇、老人及婴幼儿，在使用非药物外治法时注意各方法的适用范围和禁忌证。

第二章

临床应用

第一节 痤疮

痤疮，又称粉刺，是青春期常见的皮肤病，其特点是颜面发生散在的针头或米粒大小的粟疹或见黑头，能挤出粉渣状物，多见于青年男女。过食肥甘厚味，脾胃湿热内蕴上蒸；肺经蕴热，外受风邪；或冷水渍洗，使血热蕴结，均可酿成此病。

1. 临床诊断

（1）多发于青春期男女，颜面部位居多。

（2）初起患处有针头至粟米大小黑头皮疹，挤压可出线状膏脂，头黑体黄，以后顶部生有粟疹、脓包、硬结，孤立散在，亦能集簇成片，多无自觉症状。若皮疹肿大，则顶出脓头，破出白粉汁，多伴疼痛，消退后常可结疤。

2. 中医分型

（1）肺胃壅热证：多见于颜面、前额，重者亦可发生在胸背部。皮疹散在分布，色红或稍红，初发时尚少，日渐增多，顶端有黑头，挤压可出粉刺，可兼见口干，尿赤，舌质红，苔薄白，脉数。

（2）气血郁滞证：久治不愈，颜面等部位的皮疹经年不消，色红或暗红，经血来潮时皮疹加重，经后减轻，舌质暗红或有瘀斑，脉沉细涩。

（3）痰瘀结聚证：面颊及下颌部之皮疹反复发作，经久不消，渐成黄豆或蚕豆大肿物，日久则融合，高突不平，或部分消退而遗留痕迹，舌质淡，苔滑腻，脉濡或滑。

一、药物外治法

（一）熏洗法

处方 001

野菊花 240g，朴硝 480g，花椒 120g，枯矾 120g。

【用法】上药分作 7 份，每次 1 份，加适量水煮沸后倾入容器内，容器以适于患部体位熏洗者为宜（一般可用搪瓷盆），趁热将病损部位放于盛药容器之上，使蒸汽直达患处，每天 1~2 次，每次 20 分钟，7 天为 1 个疗程。

【适应证】痤疮之肺胃壅热证。

【出处】刘辅仁，张志礼.《实用皮肤科学》，人民卫生出版社.

（二）硬膜法

处方 002

黄芩 15g，黄柏 15g，苦参 15g，黄连 5g。

【用法】上药加水煎成 150ml 的汤药，过滤，待汤药温度降至 40℃左右，倒进装有 300g 特级熟石膏粉的器皿内，搅拌成糊状。让患者平卧，用纱布扎好头发后用洗面奶清洁皮肤，个别有脓包者，常规消毒后，用痤疮挤压器挤压。用脱脂棉将眉、眼、口遮盖，然后把药糊均匀覆盖在整个面部，仅留鼻孔，5 分钟后患者自觉微热，持续 20 分钟后转冷，即可揭去，用温水洗净面部。每周 2 次，5 次为 1 个疗程。

【适应证】痤疮之肺胃壅热证。

【出处】《临床皮肤科杂志》1990，（4）：210.

（三）湿敷法

处方 003

丹参、白芷、野菊花、腊梅花、金银花、月季花、大黄各 9g。

【用法】上药水煎取液，以毛巾或纱布蘸取药液热敷患处，每天 2~3 次，每次 20 分钟。

【适应证】痤疮之肺胃壅热证和气血郁滞证。

【出处】《上海中医药杂志》1985，（11）：18.

（四）贴敷法

处方 004

大黄 15g，硫黄 15g，硼砂 6g。

【用法】将上药研极细末，用茶水调，箍围于患处，1 天 1 次，或每晚用药，次晨洗掉。

【适应证】痤疮之肺胃壅热证和气血郁滞证。

【出处】李博鑑 .《皮科便览》中医古籍出版社 .

（五）中药面膜疗法

🥣 处方 005

黄连 120g，大黄 120g，苦参 120g，土茯苓 100g，天花粉 120g，甘草 80g，白芷 100g，白及 100g。

【用法】上方研成细末加入硫黄 80g，取适量药粉调成糊状，糊敷在面部 4~5mm 厚，再用软塑料薄膜贴在药糊外 40 分钟，隔天 1 次，7 次为 1 个疗程，治疗 3 个疗程为限。

【适应证】各型痤疮。

【出处】《中医外治杂志》2002，11（4）：35.

（六）溶液涂擦法

🥣 处方 006

新鲜芦荟 60g。

【操作方法】把芦荟捣烂取汁，涂擦患处，1 天 2~3 次，10 天为 1 个疗程。

【适应证】痤疮之肺胃壅热证。

【处方】张漫华 .《中医皮肤病诊疗》广西人民出版社 .

（七）膏剂涂擦法

🥣 处方 007

山慈菇 30g，青黛 10g，黄柏 10g，大黄 10g，硫黄 5g，凡士林 105g。

【用法】将上述中药共研细末，加入凡士林，调成软膏，涂于患处，每晚 1 次，7 天为 1 个疗程。

【适应证】各型痤疮。

【出处】《中医外治杂志》2003，12（4）：52.

（八）霜剂涂擦法

处方 008

白鲜皮 100g，苦参 100g，白芷 100g，地肤子 100g，滑石粉 100g，青黛 40g。

【用法】上药研成细末，过 100 目筛，再与滑石粉混匀，按 20% 比例与香霜调成药霜，每天中午、晚间清洗面部后，取药霜涂于皮损处，厚约 1mm，午后及次日清晨洗去，两个月为 1 个疗程，1 个疗程后判定疗效。

【适应证】肺胃壅热型和气血郁滞型痤疮。

【出处】《吉林医学》2010，31（26）：44–51.

二、非药物外治法

（一）耳穴压丸法

处方 009

肺、心、胃、内分泌、皮质下、神门、面颊、额穴。

【操作】将王不留行籽贴压在肺、心、胃、内分泌、皮质下、神门、面颊、额穴上，嘱患者自行按压 5~10 分钟，使耳廓充血、胀痛，按压力适中。每天压 4~5 次，每 3~4 天换贴，两耳交替，7 次为 1 个疗程，同时口服甲硝唑 0.2~0.4g/ 天。

【适应证】各型痤疮。

【注意事项】对胶布过敏者禁用。

【出处】《上海针灸杂志》1999，18（2）：27.

（二）刮痧疗法

处方 010

取项背部、督脉及膀胱经。

【操作】取项背部督脉及膀胱经共 5 线，督脉从哑门刮至腰俞以下，两侧膀胱经则从天柱刮至膀胱俞以下，再从两侧附分刮至胞肓。

【适应证】各型痤疮。

【注意事项】久病体弱、过度疲劳、过饥过饱、醉酒、严重心脏病者慎用。

【出处】《天津中医药》2005, 22（1）: 67.

（三）毫针疗法

处方 011

阿是穴。

【操作】在痤疮局部进行针刺，较小丘疹直接针刺其中心，较大脓疱处则进行围刺，起针后选 2~3 个较明显的丘疹或脓疱放血。

【适应证】各型痤疮。

【注意事项】久病体弱、过度疲劳、过饥过饱、醉酒、严重心脏病者慎用。瘢痕体质及怕针者禁用。

【出处】《上海针灸杂志》2006, 25（1）: 32–33.

（四）耳尖放血疗法

处方 012

双侧耳尖。

【操作】患者正坐，先按摩耳尖穴使之充血后，对耳尖穴处皮肤消毒。然后将患者耳尖部折叠，持三棱针迅速点刺耳尖穴使之出血，随即用消毒干棉签擦拭，待出血 5~15 滴、出血量达 0.3~1ml 时用棉签按压止血。每次取双侧耳尖穴放血，每 3 天 1 次，4 次为 1 个疗程。

【适应证】各型痤疮。

【注意事项】久病体弱、过度疲劳、过饥过饱、醉酒、严重心脏病者慎用。瘢痕体质及怕针者禁用。

【出处】《贵阳医学院学报》2008, 33（2）: 186–187.

（五）穴位注射疗法

处方 013

阿是穴。

【操作】以白花蛇舌草注射液 2ml（相当于生药 4g），常规肌内注射于粉刺局部，1 天 1 次，10~20 次为 1 个疗程。

【适应证】痤疮之痰瘀结聚证者。

【注意事项】药物过敏者禁用。

【出处】《中华皮肤科杂志》1981，14（1）：55.

（六）自血疗法

处方 014

双侧血海穴、曲池穴。

【操作】检查患者出凝血时间，正常者，用一次性注射器取患者肘部静脉血 4ml 备用。患者穿短裤、短袖，采用舒适的正坐位。取患者双侧血海穴、曲池穴，常规消毒后，将装有患者静脉血的注射器针头刺入穴位，运针得气，回抽无血，向每个穴位注入 1ml 自体静脉血。每注射 1 次观察 14 天，根据疗效进行第 2 次注射。采用该疗法同时需配合中药内服。

【适应证】各型痤疮。

【注意事项】惧怕针者慎用。

【出处】《陕西中医学院学报》2014，37（1）：54–55.

三、综合外治法

刺络拔罐配合中药面膜

处方 015

（1）刺络拔罐　肺胃蕴热型：①大椎、肺俞（双）、胃俞（双）；②大肠俞（双）、膈俞（双）。气血瘀滞型：①大椎、肺俞（双）、肝俞（双）；②膈俞（双）、脾俞（双）。两组穴位交替使用。

（2）中药面膜　野菊花、防风、硫黄各 500g，当归 2000g，黄芩、大黄、丹参、白芷、茯苓、甘草各 1000g。

【操作】首先对局部皮肤常规消毒，然后用三棱针快速点刺，以微出血为度；继之用闪火法分别在所刺穴位上拔罐，以拔出鲜血 0.2~0.5ml 为佳，留罐 10 分钟；然后将中药面膜混合后粉碎，过 200 目细筛，取 20g 左右用热水调成糊状备用。清洁面部后按摩面部至红润发热，再用粉刺针清掉已成熟的粉刺，局部用 75% 乙醇消毒后涂上面膜，30 分钟后洗掉。每 3 天治疗 1 次，10 次为 1 个疗程，治疗 1~3 个疗程。

【适应证】肺胃蕴热型或气血瘀滞型痤疮。

【注意事项】惧针者或面部出现过敏现象者停止使用。

【出处】《新中医》2004，36（7）：43~44.

综合评按：肺风粉刺，临床多见。初起之时，箍围、涂擦、敷贴、倒膜、药膏外擦、药液热敷之法，清热解毒，活血化瘀，简便效验，最为多用；后期结节形成之际，薄贴、肌内注射、蜡疗之法、自血疗法活血化瘀，软坚散结，消除结节，根除痼疾，独施其长；而贴膜、外擦、热敷、穴位注射、耳穴压豆等法，各型均可辨证使用。中药外治本病，有很高疗效，值得推广。唐容川在《血证论》中指出，"凡有所瘀，莫不壅塞气道，阻滞气机，阻新血生，故血证尤以祛瘀为要。"近年来不少学者运用针灸、耳尖放血、刺络拔罐、刮痧等治疗痤疮，从根本上调理脏腑功能，使气血平和，水火相济，痤疮自愈，并取得很好的疗效，值得我们关注。在临床上中医治疗痤疮方法很多，几乎每一种都可以与另一种或另几种配合使用，而且经实验证明效果较单一方法显著，所以在中医临床上，应该坚持综合治疗的路线，集内服、外敷、针灸、耳穴等于一体，效果将更快、更稳定持久，而且可以缩短疗程，提高临床疗效。

由于本病发于面部，有碍青年美容，有的患者常喜用手指抚弄和挤压，既容易引起继发感染，又易遗留凹陷性瘢痕，故患者应避免用手抚弄和挤压。平日应少食油腻、辛辣及糖类食品，多食蔬菜、水果，保持大便通畅。此外值得注意的是近些年激光技术突飞猛进，针对痤疮引起的皮肤暗沉、凹陷均有很好的疗效，因此传统的中医疗法结合新近的现代化技术必将为广大痤疮患者带来全方位的保障。

第二节　酒齄鼻

酒齄鼻是一种以鼻部发红，上起粟疹脓包，状若酒渣为特征的皮肤病，又称"赤鼻""酒齄鼻"等。多因肺胃积热、血热壅聚、血瘀凝结所致。

1. 临床诊断

（1）多发于青壮年，女性多于男性。

（2）病变局部以毛细血管扩张和炎症浸润为主要特征。初起患处发红，油腻光亮，渐则发红更甚，红丝缠绕，交错成网，继之又起成批粟疹及脓包，小若针尖，大似赤豆，久则鼻尖皮肤肥厚，隆起硬结，攒集成块，凸凹不平，形成鼻赘，状若杨梅。一般无自觉症状，病程缓慢，无自愈倾向。

2. 中医分型

（1）肺胃积热证：鼻部发红油亮，持久不退，逐渐形成弥漫红斑，遇热加剧，渴喜冷饮，舌尖红，苔黄或白，脉数。

（2）血热壅聚证：鼻部深红，粟疹脓包集聚，红丝纵横缠绕，口臭善饮，便结尿赤，舌红苔黄，脉滑数或弦数。

（3）血瘀凝滞证：鼻部暗红或紫红，皮损肥厚加大，或结节增生如瘤状，状若疣赘，舌质暗红或有瘀斑，脉弦涩。

药物外治法

（一）膏剂涂擦法

🥄 处方 016

桃仁 9g，珍珠粉 1~1.5g，麻仁 6~9g，轻粉 0.15g，红粉 0.15g。

【用法】将方中药物共研细末，加入冷却凝固之猪油，搅拌均匀，贮瓶备用。用时先用温热水将鼻部洗净擦干，后用药膏涂于患处，每天 1~2 次，10 次为 1 个疗程。

【适应证】各型酒渣鼻。

【注意事项】本品有毒，不可长期使用；孕妇禁用；需遮光，于密闭干燥处贮藏。

【出处】《山东医药》1979，（2）：21.

🥄 处方 017

黄柏 5g，大黄 5g，硫黄 4g，青黛 4g，珍珠粉 1g，轻粉 1g。

【用法】先取大黄、黄柏烤干后研细末过 120 目筛，把珍珠、轻粉、硫黄、青黛研细末过 120 目筛，然后将诸药混合后，加入煎熬好并冷却的猪油适量，搅拌均匀，装瓶备用。用时先将患部用温开水洗净，然后将备用药膏敷于患处，每天 3~4 次，10 次为 1 个疗程，一般 7 天治愈。

【适应证】血瘀凝滞型酒渣鼻。

【注意事项】本品有毒，不可长期使用；孕妇禁用；需遮光，于密闭干燥处贮藏。

【出处】《四川中医》1987,（7）：34.

（二）酊剂涂擦法

处方 018

百部 30g，20%~70% 乙醇溶液 100ml。

【用法】将上药置于 500ml 扩口磨口瓶内，混匀，浸泡一周，即可取百部的醇浸液备用。使用时，用棉签蘸取百部醇浸液搽鼻，15 天为 1 个疗程。一般个 3~6 个疗程即愈。

【适应证】各型酒渣鼻。

【出处】《内蒙古中医药》2013,（1）：19-20.

（三）擦洗法

处方 019

升华硫黄 10g，滑石粉 20g，氧化锌 20g，甘油 10g，肥皂、75% 乙醇溶液适量。

【用法】按以上比例将各药融入 75% 乙醇溶液中，配成硫黄洗剂，擦洗患处，每天 1 次，10 次为 1 个疗程。

【适应证】肺胃积热型酒渣鼻。

【出处】刘辅仁，张志礼.《实用皮肤科学》人民卫生出版社.

（四）扑粉法

处方 020

大风子（去外壳）30 个，水银 3g，胡桃仁 15 个。

【用法】将大风子、胡桃仁放在磁钵内捣研成糊状，再加水银 3g，搅拌均匀后，用两层纱布包住药糊，使呈梨头样，用手指压住患处揉擦，1 天 3 次，每次揉擦 5 分钟，次日换新纱布裹药再揉搓，每擦 3 天停 1 天，直至痊愈。

【适应证】血瘀凝滞型酒渣鼻。

【出处】李曰庆.《中医外科学》中国中医药出版社.

【注意事项】初次揉擦，局部皮肤可有潮红、丘疹、水疱等反应，仍可继续使用，3~4 天后即可适应。但本品有毒，不可长期使用，皮肤破损者及孕妇禁用。

（五）中药面膜疗法

处方 021

清热散瘀面膜方：黄芩、虎杖、野菊花、夏枯草、丹参、连翘各等份。

【用法】①上药共研成粉末，过 100 目筛备用；②清洁面部：用温水清洁面部皮肤后，再用 0.9% 的生理盐水棉球清洁皮肤；③敷膜：取适量清热散瘀面膜粉用开水调和成糊状，待稍凉后，均匀涂敷于面部，1~2mm 厚，外敷塑料保鲜膜以保湿，约 30 分钟后去除面膜，洗净面部即可。隔日敷膜 1 次。同时配合内服汤药内外合治。斑疹消退后，色素沉着斑重者，加玫瑰花、白茯苓等化瘀消斑。

【适应证】酒渣鼻，见面部中央或鼻头部充血性红斑，毛细血管扩张，或伴有丘疹。

【出处】《中国实验方剂学杂志》2011，17（18）：266–267.

综合评按：本病的发生多与皮脂溢出、胃肠功能紊乱、毛囊虫寄生有关，临床涂贴、涂擦、扑粉、外敷面膜等方法多能从局部起效，但本病若真正根治需要内服和外治相结合，避免冷热刺激和情绪紧张，平日应注意清淡饮食，忌食辛辣、肥甘厚味，戒酒，多吃蔬菜水果，保持大便通畅。

第三节 毛囊炎

毛囊炎是毛囊部发生的急性、亚急性的慢性化脓性或非化脓性炎症。化脓性毛囊炎主要是由葡萄球菌侵入毛囊而致，非化脓性毛囊炎多与职业或某些治疗因素有关。依发病部位的不同，本病在中医学中有多种名称，如"发际疮""肉龟""羊须疮""板疮"等。

1. 临床诊断

（1）好发于头部、胸背、四肢和臀部。

（2）初起患处骤然发生红色粟疹，中有毛发穿过，形若粟粒黍豆，散在或攒集，周边红晕，时有痒痛，数日后疮顶可见白色脓头，疼痛加剧，疮周皮色焮红或脂水渗流。

（3）一般无全身症状，病程可长可短，且愈后可复发。

2. 中医分型

（1）热毒夹风证：骤然起病，颈项、发际可见散在或密集焮红之粟疮，顶尖有小白头，疼痛颇剧，亦可见四周焮红浸淫，渗流脂水，脉滑数，舌质红苔黄。

（2）气虚邪恋证：素体虚弱，面色㿠白，疮疡色淡不红，间见脓头，微感疼痛，心悸，夜难入寐，常反复发作，经年不愈；亦有小疮硬结累累，疮色暗红，舌质暗，间有瘀斑，脉细数。

一、药物外治法

（一）酊剂涂擦法

🥣 处方 022

藤黄 15g，苦参 10g，75% 乙醇溶液 200ml。

【用法】上药共研细末，浸泡于 75% 乙醇溶液 200ml 中，5~7 天后蘸取药液，涂擦患处，每天 2~3 次。

【适应证】各型毛囊炎。

【出处】《广西中医药》1985，8（4）：43.

（二）湿敷法

🥣 处方 023

芫花、川椒各 15g，黄柏 30g。

【用法】将上药研成粗末，装纱布袋内，加水 2500~3000ml，煮沸 30 分钟，用小毛巾蘸药汤湿敷患处，每天 1~2 次，10 天为 1 个疗程。

【适应证】热毒夹风型毛囊炎。

【注意事项】芫花有毒，切勿入口眼，不可长期使用，孕妇禁用。

【出处】《医宗金鉴》。

（三）浸洗法

🥣 处方 024

苍耳子 60g，明矾 30g，雄黄 10g。

【操作方法】上药水煎取液，剪短患病部位的毛发，冲水反复洗，每天洗 2~3 次，每次 15 分钟。

【适应证】热毒夹风型毛囊炎。

【注意事项】本品有毒，切勿入口眼，不可长期使用，需放干燥密闭环境中贮藏，尤其不能遇热，孕妇禁用。

【出处】顾伯华.《实用中医外科学》上海科学技术出版社.

（四）熏洗法

🥣 处方 025

黄柏 15g，雄黄 10g，苍耳子 10g。

【用法】上方水煎取液，趁热熏洗患处，每天 1 次，10 次为 1 个疗程。

【适应证】热毒夹风型毛囊炎。

【注意事项】本品有毒，切勿入口眼，不可长期使用，需放干燥密闭环境中贮藏，尤其不能遇热，孕妇禁用。

【出处】李博鑑.《皮科便览》中医古籍出版社.

（五）贴敷法

🥣 处方 026

大黄 9g，黄柏 12g，硫黄 9g，雄黄 9g。

【用法】将中药研成细面，先用生理盐水或双氧水清洗患处，洗去脓液，清洗疮面，再用植物油（如麻油或菜油）将药粉调成糊状，敷于疮面上，每天 1 次，10 次为 1 个疗程。

【适应证】热毒夹风型毛囊炎。

【注意事项】本品有毒，切勿入口眼，不可长期使用，需放干燥密闭环境中贮藏，尤其不能遇热，孕妇禁用。

【出处】李曰庆.《中医外科学》中国中医药出版社.

（六）薄贴法

🥣 处方 027

蓖麻子肉 150g，嫩松香粉 300g（在冬令制后研末），轻粉 30g，水飞东丹 60g，银朱 60g，茶油 48g（冬天需改为 75g）。

【用法】上药须在大伏天配置，先将蓖麻子肉入石臼中捣烂，再缓入松香粉，俟打匀后，再缓入轻粉，东丹，银朱，最后加入茶油，捣数千锤成膏。用时隔水炖烊，摊于纸上，制成千锤膏外贴患处，每隔两天更换 1 次。

【适应证】气虚邪恋型毛囊炎。

【注意事项】本品有毒，切勿入口眼，不可长期使用，需放干燥密闭环境中贮藏，尤其不能遇热，孕妇禁用。

【出处】顾伯华.《实用中医外科学》上海科学技术出版社.

（七）扑粉法

🥣 处方 028

青黛 30g，海螵蛸末 90g，煅石膏末 370g，冰片 3g。

【用法】先将青黛研末，次加海螵蛸末研和，冰片研细，加入上药末少许研匀后，再加全部药末研细调匀，直接以药末扑患处。

【适应证】热毒夹风型毛囊炎。

【注意事项】切勿将药末误入口眼。

【出处】刘辅仁，张志礼.《实用皮肤科学》人民卫生出版社.

二、非药物外治法

（一）隔物灸疗法

🥄 **处方 029**

阿是穴。

【操作】先将大蒜切成薄片，每片约 0.2cm 厚，令患者伏卧，将蒜片铺于患处，其上再置以艾炷进行艾灸，可连用 10 个艾炷，每天灸 1 次，10 次为 1 个疗程，轻者治疗 1 个疗程，重者可连续治疗 2~3 个疗程。

【适应证】各型毛囊炎。

【注意事项】皮肤感觉减退者慎用，在施灸过程中若不慎灼伤皮肤，致皮肤出现水疱者需注意防止感染。

【出处】李曰庆.《中医外科学》中国中医药出版社.

（二）艾条灸疗法

🥄 **处方 030**

阿是穴。

【操作】点燃艾条，在患处来回熏灸，每次灸 15~20 分钟，每天 1 次。

【适应证】各型毛囊炎。

【注意事项】艾灸前须先剪除患处毛发，注意艾条与患处的距离，防止烧伤皮肤。

【出处】李曰庆.《中医外科学》中国中医药出版社.

（三）磁疗法

🥄 **处方 031**

阿是穴。

【操作】将 800~1500 高斯磁片直接敷贴固定在病变部位，贴片 3 天、休息 3 天为 1 个疗程，可用 4~6 个疗程。

【适应证】各型毛囊炎。

【出处】徐宜厚．《皮肤病中医诊疗学》中国中医药出版社．

综合评按：毛囊炎虽然危害不大，但反复发作，经久不愈，给患者带来很大精神上的痛苦。一般火毒炽盛型较易医治，而气虚邪恋型因正气已虚，邪恋不清，治疗较为棘手。中药外治毛囊炎，方法多，只要辨证贴切，用药合法，均能收到很好的疗效。上述疗法各有其长：涂擦之法，简便易行，疗效肯定，既能消散肿毒于初起，又能攻毒搜脓于已成，具有清热解毒、利湿止痒之功；熏洗之法，泻火邪，祛风湿，初期多用；浸洗之法，有脓包者最为适宜；扑粉之用，渗液多者疗效尤佳；薄贴敷贴，清热解毒，软坚散结，后期形成结节者常用；隔药艾灸，有药力加热力之长；艾灸磁疗，视其病情，配合应用。治疗时，针对疾病，视情况而定，几种外治方法结合或是内外治法结合，往往较单一方案好，而且可减少复发率，达到满意的临床疗效。

第四节　带状疱疹

带状疱疹由水痘 – 带状疱疹病毒所致，其临床特点为数个簇集水疱群，排列成带状，沿周围神经分布，常为单侧性，伴有神经痛，相当于中医的"缠腰火丹""蛇串疮""串腰龙""蜘蛛疮"。

1. 临床诊断

（1）发病前一般有轻度发热，疲倦无力，全身不适，食欲不振等前驱症状。

（2）局部皮肤有灼热感、感觉过敏和神经痛，继而出现皮肤潮红，在潮红的基础上出现粟粒至绿豆大丘疱疹，迅速变为水疱，疱壁紧张，疱液澄清，疱疹孤立，不相融合，或密集成群。

（3）皮疹沿神经分布，单侧发疹，一般不超过体表正中线，多呈不规则带状分布。常见于胸背、腰腹及颜面部，亦可侵犯眼鼻口腔及阴部黏膜。

（4）多在春季发病。

2. 中医分型

（1）肝经郁热证：皮损鲜红，灼热刺疼，疱壁紧张，口苦咽干，心烦易怒，大便干燥或小便黄，舌质红，苔薄黄或黄厚，脉弦滑数。

（2）脾虚湿蕴证：皮损色淡，疼痛不显，疱壁松弛，口不渴，食少腹胀，大便时溏，舌淡或正常，苔白或白腻，脉沉缓。

（3）气滞血瘀证：皮损减轻或消退后局部疼痛不止，放射到附近部位，痛不可忍，疼痛不安，重者可持续数月或更久，舌暗，苔白，脉弦细。

一、药物外治法

（一）涂擦法

处方 032

鲜活白颈地龙 5 条，白糖适量，板蓝根注射液 10ml。

【用法】取地龙置于干净碗盆中，使地龙吐尽泥土，然后放入清洁消毒的容器内，之后放入白糖、板蓝根注射液，待地龙融化为液体后，取上清液备用。用上述上清液调涂患处，一天 3~5 次。

【适应证】带状疱疹之肝经郁热证和脾虚湿蕴证。

【出处】《中医外治杂志》2012，21（1）：27.

处方 033

徐长卿、黄柏、露蜂房、苦参各 30g，人工牛黄、冰片各 2g。

【用法】上方除人工牛黄、冰片外，余药用水 600ml 煎至 200ml，将药液浓缩再加入人工牛黄、冰片于上述药液。用水溶性基质调好药液制成霜剂涂于患处。每天 4~6 次，10 天为 1 个疗程。

【适应证】带状疱疹之肝经郁热证和脾虚湿蕴证。

【出处】《辽宁中医杂志》2005，32（10）：988.

处方 034

大黄粉 20g，黄柏粉 10g，枯矾、冰片各 2g。

【用法】将冰片放入可容 200ml 耐高温玻璃瓶内，倒入 70% 乙醇溶液 20ml，待冰片溶解后加入大黄、黄柏粉、枯矾粉，加蒸馏水至 200ml，高压蒸汽灭菌后备用。使用时用消毒棉签蘸取表面澄清液外擦患处。

【**适应证**】各型带状疱疹。

【**出处**】《四川中医》2000，18（1）：47.

（二）贴敷法

处方 035

龙骨膏：煅龙骨 25g，煅石膏 25g，轻粉 5g，冰片 5g。

【**用法**】将上述药物共研为末，和匀过筛。用香油把细末调成糊状，涂于带状疱疹皮损处，五分钱币厚，每天 1 次，7 天为 1 个疗程。止痛时间一般 1~3 天，3~5 天疱疹就可干涸。

【**适应证**】带状疱疹之肝经郁热证和脾虚湿蕴证。

【**注意事项**】本品有毒，切勿入口眼，不可长期使用，需放干燥密闭环境中贮藏，孕妇禁用。

【**出处**】《实用中医内科杂志》2004，18（4）：351-352.

处方 036

雄黄、冰片、大青叶。

【**用法**】将上述药物按 1∶2∶1 的比例，研成细粉，每次取用药粉 3~5 g，使用前加食醋适量，调成糊状，局部消毒后将中药糊剂均匀涂于患处，并超过皮损范围 1cm 左右，涂后使其自然干燥，每天 3 次，1 周为 1 个疗程。

【**适应证**】带状疱疹之肝经郁热证和脾虚湿蕴证。

【**注意事项**】本品有毒，切勿入口眼，不可长期使用，需放干燥密闭环境中贮藏，尤其不能遇热，孕妇禁用。

【**出处**】《中医学报》2012，27（173）：1364-1365.

（三）湿敷法

处方 037

七叶一枝花 30g，金银花 10g，雄黄 30g，儿茶 60g，半边莲 60g，蛇床子 90g，白鲜皮 60g，白英 90g，75% 乙醇溶液 100ml。

【**用法**】将上述中药浸入 75% 乙醇溶液中，浸泡一周后，过滤装瓶备用。用时，取此药液湿敷患处，1天4次，一般连续敷药4~6天可愈。

【适应证】带状疱疹之肝经郁热证。

【注意事项】本品有毒，切勿入口眼，不可长期使用，需放干燥密闭环境中贮藏，尤其不能遇热，孕妇禁用。

【出处】《福建医药杂志》1986，8（3）：63.

（四）熏洗法

处方 038

壮医排毒汤：金耳环15g，蒲公英15~60g，野菊花15g。

【用法】水煎外洗或热敷，每天2~6次，7天为1个疗程。一般贴2天间歇半天。疗程10~20天。

【适应证】带状疱疹之肝经郁热证和脾虚湿蕴证。

【出处】《亚太传统医药》2011，7（3）：62-63.

二、非药物外治法

（一）艾灸疗法

处方 039

念盈药条适量。

【操作】点燃药条一段，在病变部位均匀缓慢地向左右上下回旋移动，灸20~30分钟，灸一次即可。

【适应证】各型带状疱疹。

【出处】《陕西中医》1988，9（5）：214.

（二）磁疗法

处方 040

1500~2000高斯的永磁体。

【操作】将磁体按顺磁方向贴敷在2~3个相关的背腧穴及2~3个疼痛最明显的部位，贴敷直径5~8mm，厚3mm。

【适应证】各型带状疱疹。

【出处】《中国针灸》1989，9（5）：50.

（三）刺络放血疗法

处方 041

取双侧合谷、曲池、阳陵泉、太冲、行间、阴陵泉、膈俞、血海、尺泽、委中。

【操作】先针刺双侧合谷、曲池、阳陵泉、太冲、行间、阴陵泉、膈俞、血海，得后行提插捻转泻法；再取双侧尺泽、委中刺络放血，以三棱针点刺少量放血，配合中药外敷病患处。

【适应证】各型带状疱疹。

【出处】《实用中医药杂志》2011，27（1）：25.

三、综合外治法

（一）梅花针叩刺加拔罐

处方 042

阿是穴。

【操作】通常让患者取坐位，常规局部消毒。先以梅花针将发病部位刺出血，若有水疱，将水疱刺破，然后用长镊子夹 95% 酒精棉球点燃，用闪火法投入陶制罐（或玻璃火罐）并分别拔在疱疹部位上 20~30 分钟，或适当延长时间，局部可呈紫红色，有瘀血及脓水抽出，这样即可起罐，最好用真空穴位拔罐器。

【适应证】各型带状疱疹。

【出处】《中医外治杂志》1995，（2）：41.

（二）刺络放血疗法兼贴敷法

处方 043

阿是穴。

中药粉：薄荷脑 5g，冰片 2g，雄黄 8 g，青黛 30g，黄连 30g，大黄粉 25g。

【操作方法】局部常规消毒，以三棱针对准每一个疱疹的中心部位快速浅刺，使其破裂出血；然后用全塑永磁拔罐，每处拔吸 10 分钟，吸出毒血；再将中药粉共研磨细匀，加适量麻油调涂患处。每天涂 5~6 次。

【适应证】各型带状疱疹。

【注意事项】本品有毒，切勿入口眼，不可长期使用，需放干燥密闭环境中贮藏，尤其不能遇热，孕妇禁用。

【出处】《中医外治杂志》1999，8（2）：16~17.

综合评按： 带状疱疹的治疗，以止痛、缩短病程、防止继发感染为原则。所选涂擦、外洗、敷贴、温和灸、湿敷等中药外治法治疗带状疱疹，疗效显著。用药后最快 2 分钟止痛，一般 1~3 天，最长 6 天止痛。短者 3 天而愈，一般 4~6 天，最长 8 天而愈。磁疗、刺络放血、刺络放血加拔罐疗法，可解带状疱疹后遗神经痛之顽症，临床多能收到不错疗效。本病比较复杂，在应用外治法时，应根据具体情况配用内治法，如患带状疱疹而体虚力弱者，应配合内服中西药，扶助其正气；继发感染者，应采用中西医结合治疗，以控制感染，减少带状疱疹后遗神经痛的发生。

第五节　脓疱疮

脓疱疮是一种以皮肤起脓疱，浸淫成疮为特征的皮肤病。中医认为其多由肺胃有热，脾胃湿蕴，湿热内蕴，或心火炽盛熏蒸腠理而发；或感暑湿毒邪，湿热毒邪交结，发于肌肤而成。中医称之为黄水疮。

1. 临床诊断

（1）多见于夏秋季节，特别是夏末秋初汗多闷热的天气。

（2）起病急，发展迅速。

（3）多见于儿童，好发于面、颈、四肢等暴露部位。

（4）开始患处发红，继起水疱，迅速变成脓疱，基底有红晕，壁薄易破，渗液糜烂，结蜜黄色痂，愈后不留痕迹。

（5）可接触传染，素有湿热，卫生条件差的儿童易患。

2. 中医分型

（1）湿热蕴结、外染毒邪证：皮肤起粟粒大小水疱，随机变成脓疱，绿豆至豌豆大小，基底略有红晕，脓汁稀薄，壁薄易破，破后溢流黄水，浸润成片，结蜜黄色痂，身热不扬，肢体倦怠，大便不畅，小便色黄，苔黄腻，脉滑数。

（2）湿热交结、热毒壅盛证：患处发红，随起粟疹，转为脓疱，脓浊，疱壁坚实，红晕明显，溃后糜烂，结成黄痂，状如松脂，可见颈部淋巴结肿大，患处灼热瘙痒，壮热咽赤，口渴冷饮，溲黄便干，舌红苔黄，脉弦数。

药物外治法

（一）贴敷法

处方 044

大黄 15g，枯矾 5g，冰片 1.5g，青黛 3g。

【用法】先将大黄研极细末，再加后 3 味药共为细面，装瓶密封备用。流黄水者，用药面外敷患处；不流黄水者，用麻油调和外敷。1 天 2~3 次，一般 3~6 天痊愈。

【适应证】各型脓疱疮。

【出处】《辽宁中医杂志》1980，（9）：43.

处方 045

枯炉黄散：枯矾 60g，炉甘石 60g，黄柏 60g，黄连 10g，冰片 6g。

【用法】以上诸药共研细末过筛。黄水多时，用干粉撒布患处，黄水少时，可加适量麻油或凉开水调匀搽之。用药前，将疮面用生理盐水洗净，每天涂抹 1~2 次。

【适应证】各型脓疱疮。

【出处】《中医外治杂志》1995，（5）：43.

（二）沐浴法

处方 046

苦参 30g，百部 30g，蛇床子 30g，鹤虱 30g，土荆皮 30g，土茯苓 30g，白鲜皮 20g，地肤子 20g，徐长卿 20g，白芷 10g，鱼腥草 30g，蝉蜕 10g。

【用法】以上诸药加水 7.5L，煎取药液，洗浴患处。每天 1 剂，煎洗 2 次，每次 10~15 分钟，5 剂为 1 个疗程。冬、春季用本法治疗，可用电热器加温或浴罩保温以防感冒。

【适应证】各型脓疱疮。

【出处】《中国中医急症》2005，2（14）：113.

处方 047

鲜马齿苋、鲜野菊花、鲜丝瓜叶、鲜地丁、鲜蒲公英。

【用法】上药不拘量，任选 1~2 种，煎水淋浴，1 天 1 次，一般 5~8 次可愈。

【适应证】各型脓疱疮。

【出处】江苏新医学院第一附属医院.《常见病中医临床手册》人民卫生出版社.

（三）擦洗法

处方 048

加味皮炎洗剂：大黄 10g，黄芩 10g，黄柏 10g，银花 10g，连翘 10g，苦参 10g，艾叶 10g，蛇床子 10g，马齿苋 20g。

【用法】将上药加水煎取药液，轻轻擦洗患处，1 天 1 剂，1 天 2 次，疗程一般 2~7 天。

【适应证】各型脓疱疮。

【出处】《江苏中医杂志》1987，8（6）.

（四）薄贴法

🥣 **处方 049**

红油膏：九一丹 1 两，东丹 1 钱 5 分，凡士林 10 两。

【用法】先将凡士林烊化，然后徐徐将两丹调入，和匀成膏。将此膏薄涂于患处约 1mm 厚，盖贴患处。贴药前先将脓疱挑破，每一脓疱分开包扎，1 天 2 次，一般 3~6 天可愈。

【适应证】各型脓疱疮。

【注意事项】本品有毒，切勿入口眼，不可长期使用，孕妇禁用。

【出处】上海中医学院外科学教研组，附属龙华医院外科.《中医外科临床手册》上海市出版革命组.

（五）中药熏洗兼贴敷法

🥣 **处方 050**

三白解毒汤：白头翁 30g，白蚤休 30g，白鲜皮 30g。

四黄膏：黄连 40g，黄柏 50g，黄芩 50g，生大黄 50g，蚤休 50g，苦参 50g，麻油 1000g。

化脓散：生石膏 350g，滑石 350g，升华硫 80g，黄柏 60g，五倍子 100g，樟脑 25g，75% 乙醇溶液 20ml。

【用法】四黄膏制法：先将方中各药用麻油浸 3~7 天，煎枯去渣，入黄蜡 200g 收膏。化脓散制法：先将樟脑溶于 75% 乙醇溶液中，以滑石吸附樟脑乙醇溶液。再将其余各药分别研末，和匀即成。具体治疗时先将三白解毒汤煎汤，分两次外洗，将脓液、脓痂清除干净，干后涂上四黄膏，外掺化脓散。1 天换药 2 次，疗程 3~10 天。

【适应证】各型脓疱疮。

【出处】《浙江中医杂志》1984，（4）：160.

综合评按：脓疱疮局部治疗原则为消炎、杀菌、干燥、收敛、防止蔓延。据临床资料分析，中药熏洗、擦洗、沐浴等外治法治疗脓疱疮总有效率在 93.2%~100% 之间。沐浴、擦洗、熏洗等法可用于皮损面积广泛者；敷贴、薄贴等法适用于皮损局限、孤立者。脓疱疮一般不需内治，但对皮损广泛，伴有发热或淋巴结炎者，应内外兼治，内服西药给予抗生素，内服中药可用清热解毒之五味消毒饮或清热利暑之清暑汤加减。

第六节 疥疮

疥疮系由疥螨引起的接触传染性皮肤病，易在家庭及集体环境中传播。多发于皮肤细嫩褶皱处，奇痒难忍，传染性极强，蔓延迅速。幼儿和婴儿疥疮常继发湿疹样变化，分布部位不典型，可累及头、颈、掌及趾。中医学又有"虫疥""脓疥""湿疥""脓窝疥"等名称。

1. 临床诊断

（1）好发于指缝、手腕屈侧、腋前缘、乳晕、脐周、阴部及大腿内侧，幼儿亦可见于头部、颜面。

（2）基本皮损为红色丘疹、水泡，并可看到条状黑线，病久全身抓痕遍布，黑斑点点，甚至引起脓疱。

（3）奇痒难忍，遇热及夜间更甚，妨碍睡眠。

2. 中医分型

多为湿热蕴结证。皮损以水疱为多，丘疱疹泛发，疱壁液多，破流脂水，浸淫糜烂，或脓疱多，或起红丝走窜，淋巴结肿大，舌红苔黄腻，脉滑数。

药物外治法

（一）涂擦法

🥣 **处方 051**

6%~20% 的硫黄软膏或复方硫黄乳膏（婴幼儿用 5%）。

【操作方法】先用热水及肥皂水洗澡，然后自颈以下用上述软膏或乳膏涂擦全身，每天早晚各涂一次。用药期间不换衣服不洗澡，第 4 天洗澡换衣，原来衣被要煮沸日晒，两周仍未愈者重复治疗。

【适应证】疥疮。

【出处】《中国寄生虫病防治杂志》2001，14（3）：235.

处方 052

大风子糊：大风子肉 500g，凡士林 500g。

【操作方法】将大风子捣烂研细，加入凡士林调匀成糊状，敷患处，每天 2~3 次，一般 3 天即愈。

【适应证】疥疮。

【出处】《皮肤病防治研究通讯》1979，（1）：53.

处方 053

鱼藤水：鱼藤 15g，食醋 100ml。

【操作方法】将鱼藤加水 500ml，浸泡 2 小时，然后将鱼藤捶烂，洗出乳白液体（边捶边洗，反复多次），用纱布过滤去渣，再加入食醋 100ml，装瓶备用。嘱患者洗澡后，在患部皮肤涂擦鱼藤水，每天 2~3 次，连用 3~4 天为 1 个疗程。

【适应证】疥疮。

【注意事项】凡皮损处糜烂渗液较多者、脓液结痂较严重者禁用。

【出处】《新中医》1978，（2）：5.

处方 054

藜芦液：藜芦、大风子、蛇床子、硫黄各 20~30g，川椒 8~10g。若有感染而成脓疥者，去川椒，加鱼腥草、蒲公英各 20~30g，有结节者，加皂刺、刺蒺藜各 20~30g。

【操作方法】上药加水 4000ml，煎两次，至药液 3000ml 左右，以桶盛之备用。治疗时先用热水及肥皂水洗澡，后用药液稍用力擦洗患处，以致将皮疹擦破，每次约洗 20 分钟，每天 1 次，一般连续 2~4 天。

【适应证】疥疮。

【出处】《广西中医药》1987，10（4）：3.

（二）沐浴法

处方 055

闹羊花 250g。

【操作方法】将闹羊花全株洗净切碎，加水 2.5kg，煎至 1kg，再用热水稀释至 10kg，盆浴，每天 1 次，3 天为 1 个疗程。间隔 2 天后再进行第 2 个疗程。衣服亦可泡在该溶液中灭疥。

【适应证】疥疮。

【注意事项】沐浴时冬天注意保暖，夏天注意防风，以预防感冒。

【出处】《湖南医药杂志》1981，（1）：8.

（三）熏洗法

处方 056

蛇床子 30g，地肤子 30g，白鲜皮 30g，苦参 30g，牵牛子 30g，百部 30g，黄柏 15g，白芷 15g，荆芥 20g，薄荷 20g，连翘 20g，白矾 50g，甘草 15g，野菊花 15g。

【用法】处方中加水煮沸 20~30 分钟，滤去药渣，取药汁倒入盆内，趁热熏洗，一剂药可用 2~3 次，1 天熏洗 1~2 次，睡前熏洗。

【适应证】疥疮。

【出处】《四川中医》1985，（5）：45.

处方 057

苦参 250g，猪胆汁 4~5 枚。

【用法】上方苦参水煎取液，滤去药渣，临洗和猪胆汁搅匀，以药液淋洗患处，每 3 天一洗，洗 3~5 次，止痒效果好。

【适应证】疥疮。

【出处】《外科正宗》。

（四）烟熏法

处方 058

硫黄 6g，艾叶 12g。

【用法】上药共研做成燃条，用棉纸卷备用。患者脱尽内衣，裸体盘坐，四周用被覆盖，点燃燃条熏烟，每 1~2 天 1 次，连续 3 天为 1 个疗程。

【适应证】疥疮。

【注意事项】本品需置于干燥处，防火，孕妇慎用。

【出处】张赞成.《中医外科诊疗学》上海卫生出版社.

（五）热熨法

处方 059

白芷 9g，细辛 9g，硫黄 15g，花椒 15g，水银 30g。

【用法】上药共研细末，将药粉装入粗布口袋，滴入菜油适量，以浸湿药粉为宜，捆好布袋口备用。以温热盐开水洗净患处，再将药袋在炉火上烤，其热度以皮肤能耐受为佳，速将药袋在患处热熨，早晚各一次，至痊愈为止。

【适应证】疥疮。

【注意事项】本品有毒，切勿入口眼，不可长期使用，需放干燥密闭环境中贮藏，尤其不能遇热，孕妇禁用。

【出处】《四川中医》1987，（12）：48.

二、综合外治法

沐浴法兼膏剂涂擦法

处方 060

苦参 90g，地肤子 90g，蜀椒 60g，除疥膏（硫黄 120g，红粉 20g，大风子仁 40g，核桃仁 40g）。

【用法】先将前三味药煎汤洗浴全身，再用除疥膏（先将前两味研极细末，与后两味捣研如泥状）自颈以下，遍涂全身。有皮疹处，应反复涂擦。

每天早晚各涂擦1次，连用3天，第4天洗净，更换衣服，如未尽愈，可继续下一个疗程。

【适应证】疥疮。

【注意事项】本品有毒，切勿入口眼，不可长期使用，需放干燥密闭环境中贮藏，孕妇禁用。

【出处】李博鑑.《皮科便览》中医古籍出版社.

综合评按：疥疮以外治为主，内服为辅。中药外治疥疮，历史悠久，在本文所选诸法中，熏洗、沐浴之法，既能发挥药物疗效，又能清洁皮肤，祛除疥虫，还能软化上皮，有利于药物渗入皮肤，发挥疗效。烟熏之法，方法简便，经济实用，易于推广。热熨疗法，利用其热能促进药物透入皮肤，加强治疗作用。综合运用沐浴、涂擦之法，疗效更优。总之，临床应根据其局部症状，灵活选用各种方法，杀虫止痒，散风祛湿，才能取得满意疗效。另外，若继发感染，尚需内服清热解毒、凉血化湿之品，内外兼治，奏效更速。

在治疗的同时，患者衣服、被褥均需煮沸消毒，或在阳光下充分暴晒，对于夫妻一方患病者，患者与配偶应分居，同病者则应同时治疗，以防止传染。

第七节 寻常疣

寻常疣是由人乳头瘤病毒感染所引起的一种皮肤良性赘生物。临床表现为米粒至豌豆大的角质增生性突起，境界清楚，表面粗糙，显示不规则的乳头状增殖。本病中医学称之为"疣目""千日疮""枯筋箭""刺瘊""瘊子"等。

1. 临床诊断

（1）米粒至豌豆大的乳头状角质增生，质硬，呈灰褐、黄色或皮色，表面干燥粗糙，顶端可分裂成刺状。

（2）初发时多为1个，可因自身接种而多发，好发于手足背、手指、足缘或甲廓等处，亦可见于头面部。

（3）大多无自觉症状，偶有压痛，撞击或摩擦时易出血。

（4）病程缓慢，可自愈，愈后不留痕迹。

2. 中医分型

（1）风热血燥证：疣目结节如豆，坚硬粗糙，大小不一，高出皮肤，色黄或红，舌红苔薄，脉弦数。

（2）湿热血瘀证：疣目结节酥松，色灰或褐，大小不一，高出皮肤，舌暗红，苔薄，脉细。

一、药物外治法

（一）熏洗法

处方 061

白鲜皮 30g，明矾 30g，马齿苋 30g，板蓝根 30g，红花 15g。

【用法】将中药加水煎煮成一定浓度的溶液，先对准患部热熏，待药液变温时浸洗患部。一般每次熏洗 30 分钟，每天 2 次。也可每晚一次，每次 40~60 分钟，每剂用 3 天，再次用前加热，疗程 2~4 周。

【适应证】各型寻常疣。

【出处】《中国中西医结合皮肤性病学杂志》2004，3（4）：244-245.

（二）薄贴法

处方 062

藿香正气水。

【用法】先用温盐水清洗患处，然后用无菌刀片去角质层。将藿香正气水滴加于棉球上，使展开的棉球既要完全覆盖疣体又要尽可能薄，并外覆薄膜封闭包扎，3 天 1 次。连续使用至疣体完全消退后 1 周。疗程中嘱患者注意观察皮肤改变情况，如有不适，随时复诊。

【适应证】各型寻常疣。

【出处】《河南中医》2013，33（6）：963-964.

处方 063

大蒜适量。

【用法】将大蒜捣成糊状备用。用胶布将寻常疣根基部皮肤遮盖，再用75% 乙醇溶液消毒，用无菌剪剪破疣的头部，以见血为好，随即用适量蒜泥敷贴患处，然后用胶布包盖。4~5 天后，疣体可脱落。

【适应证】各型寻常疣。

【出处】《中医杂志》1985，26（3）：56.

（三）发泡法

处方 064

活南方大斑蝥或黄白小斑蝥适量。

【用法】对疣体处皮肤常规消毒后，剥去疣顶部皮肤至见血，将活斑蝥去头，外涂其分泌物，无需敷料覆盖，12~24 小时后，可见涂药的疣变成如烫伤后的小疱，48~72 小时后水疱自行消失，不留瘢痕。疣数目较多的可选择疣体较大或发病时间长者治，其余可消退。

【适应证】各型寻常疣。

【注意事项】斑蝥有毒，切勿误食或将分泌物误入眼睛或正常皮肤。切勿大面积使用。

【出处】《云南中医杂志》1982，3（5）：24.

二、非药物外治法

（一）推治法

处方 065

阿是穴。

【操作】对疣体处皮肤常规消毒后，用蘸有 35% 三氯化铁溶液的竹签棉棒抵住疣的根部，棉棒与皮肤约成 30° 角，向前用力猛推，疣体可被除掉。推 1 次疣体不能完全脱落时，可再次将疣体全部推除。除掉疣体后基底部常有出血，此时用推疣的棉棒立即按压出血处，压迫 1~2 分钟后出血自止。

【适应证】除掌跖以外的明显高出于皮面的各型寻常疣。

【注意事项】①棉棒应选择竹签并稍粗者；② 35% 氯化铁溶液具有防腐、收敛止血作用，压迫止血后，一般无须包扎，但创面较大者应进行无菌包扎，以防感染；③为防止复发，可在局部止血后点涂具有腐蚀作用的五妙水仙膏，待膏干燥后，用蘸生理盐水的棉棒擦去。

【出处】《中国中西医结合皮肤性病学杂志》2004，3（4）：244-245.

（二）离推法

处方 066

阿是穴。

【操作】常规消毒患处后，用无菌小号尖头手术刀在疣体周围与正常皮肤组织之间做环形分离，然后按推治法治疗。

【适应证】掌跖部较大的各型寻常疣。

【注意事项】①分离时，一般将手术刀垂直插入，然后轻轻环形分离；②进刀不宜过深，以使疣体与周围皮肤分离为度；③分离时可能有少许渗血，无妨；④术中可有轻微疼痛，患者一般能够忍受，因而不必局麻。

【出处】《中国中西医结合皮肤性病学杂志》2004，3（4）：244-245.

（三）刮除法

处方 067

阿是穴。

【操作】对疣体处皮肤常规消毒后，根据疣体大小选用型号合适的无菌刮匙，匙缘贴近疣体的边缘，刮匙与皮面约呈 60° 角向前下方稍用力即可将疣体刮除。如疣体未完全脱落，可再刮，直至疣体全部脱落，然后用蘸有 35% 三氯化铁溶液的棉棒压迫止血，再点涂五妙水仙膏，待干燥后擦除即可。

【适应证】除掌跖部位以外的各型寻常疣。

【注意事项】①对较小的疣体，向前下方刮除时动作要轻捷，应中病即止，刮除动作结束时应将刮匙快速向上提起，切勿顺惯力过分向前用力而伤及正常皮肤；②对较大疣体，应注意将疣体根部刮除，疣组织比较粗糙、坚韧，而正常组织则比较柔软，因此比较容易辨认；③对创面较大者应注意无菌操作和无菌包扎，以防继发细菌感染。

【出处】《中国中西医结合皮肤性病学杂志》2004，3（4）：244-245.

（四）火针疗法

🥣 处方068

阿是穴。

【操作】暴露皮损部位，局部以75%乙醇溶液常规消毒，将针尖在酒精灯上烧红，迅速刺入疣体，随即迅速出针，连续3~5次，用消毒干棉球擦拭针孔。进针深度以刺到疣体基底部为限。1周治疗1次，术后3天施针部位不能沾水。

【适应证】各型寻常疣。

【注意事项】①严格常规消毒；②烧针时务必将针尖烧至红亮方可施治，此时火针穿透力强，阻力小，可缩短进针时间，减少患者痛苦，同时此时刺激最强；③进针应准、快，疾进疾出；④进针深度非常重要，深度不够，病变组织破坏不彻底、易复发，过深则针眼不易愈合而使瘢痕形成，所以针刺时以刺到疣体的基底部为限；⑤治疗前先观察疣体的部位及大小，对于新生较小及甲缘的疣体可浅刺，以免加剧患者的疼痛；角化增厚明显者可先行修剪待疣体变薄后再行针刺；生于足底部位的寻常疣，疣体位置较深，宜逐层剥脱、分层针刺，这样可减少进针的阻力及治疗次数，提高疗效。

【出处】《中医外治杂志》2012，21（1）：32-33.

（五）艾灸疗法

🥣 处方069

阿是穴。

【操作】对患处皮肤常规消毒后于疣基底部注射2%利多卡因局麻，点燃艾条于阿是穴（疣顶部）行直接灸，间歇灸灼数次，直至疣顶端焦黑，形成焦痂或稍肿胀即可。若痂壳脱落而疣体未脱需再次进行治疗。

【适应证】数目较少的各型寻常疣。

【出处】《中国麻风皮肤病杂志》2008，24（8）：665–666.

（六）灯火灸疗法

处方 070

灯心草适量。

【操作】常规消毒，用无菌手术刀削掉疣上乳头，露出病变基底部，将灯心草蘸香油灸灼，7 天后结痂脱落而愈。

【适应证】数目较少的各型寻常疣。

【出处】《河南中医》1982，1：44.

（七）耳穴压丸法

处方 071

主穴：耳穴之肺、枕、内分泌和肾上腺；配穴：疣体所在的相应部位。

【操作】先在一侧耳郭上用酒精棉球消毒，用 1cm×0.7cm 大小的橡皮膏沾一粒王不留行子，紧贴在每个穴位上。甲组每天用手按压穴位 3 次，每次每穴按压 50 下，连续 3~4 天后改换另一侧耳郭穴位，10 次为一个疗程。

【适应证】各型寻常疣。

【出处】《中西医结合杂志》1993，13（9）：565.

三、综合外治法

激光配合穴位注射疗法

处方 072

阿是穴、内关穴、外关穴。

【操作】对皮损处常规消毒，用 2% 利多卡因对疣体基底部浸润麻醉，用二氧化碳激光碳化疣体，外搽百多邦软膏，再用 5 号针头、5ml 注射器吸取维生素 B_1 100mg 和维生素 B_{12} 500μg，对内关穴常规消毒后垂直进针直至到达外关穴，抽吸无回血后，缓慢边退针边推入药液，使药液呈线状分布。每穴位不超过 2ml，多余的药液可在同侧曲池穴处注射，每 5~7 天 1 次，一般注射 6 次即可。

【适应证】各型寻常疣。

【出处】《中国皮肤性病学杂志》2005，19（11）：679.

综合评按： 从临床资料分析，耳穴压豆、穴位注射等法，可用于多发性寻常疣的治疗；熏洗法适用于皮疹局限者；艾灸可用于寻常疣疣体大，数目少者。除本文选用诸法外，医者还可据情况选用线香灸、隔药灸、疣内注射、针刺、腐蚀、X 线照射、电烧灼、液氮冷冻、激光等有效外治法。寻常疣以局部治疗为主，但对于多发性寻常疣，须内外并治，内治以养血润燥、活血化瘀为原则。

第八节　扁平疣

扁平疣又称青年扁平疣，好发于颜面及手背，散在分布，呈针尖至黄豆大的变平丘疹。中医称之为扁瘊。

1. 临床诊断

（1）表现为针尖至黄豆大的扁平丘疹，表面光滑，境界清楚，质坚实，呈浅褐、灰褐或皮色，播种状或条状分布，可互相融合；

（2）好发于青年人的颜面、手背、前臂等部位；

（3）一般无自觉症状，有时轻度瘙痒；

（4）皮疹逐渐增多，病程缓慢，可自行消退，愈后仍可复发。

2. 中医分型

（1）风热蕴结证：皮疹淡红，数目较多，或微痒，或不痒，病程短，伴口干不欲饮，舌红苔薄白或薄黄，脉浮数或弦。

（2）瘀热互结证：病程较长，皮疹较硬，大小不一，皮疹色黄褐或暗红，不痒不痛，舌红或暗红，苔薄白，脉沉弦。

一、药物外治法

（一）擦洗法

处方 073

明矾、苦参、地肤子各 20g。

【用法】煎水过滤至 1000ml，注入多功能离子喷雾机烧杯，进行热喷治疗，并将药渣煎水后擦洗或敷。

【适应证】各型扁平疣。

【出处】《中国中西医结合皮肤性病学杂志》2005，4（2）：104.

（二）熏洗法

处方 074

香附 30g，木贼 30g，大青叶 30g，板蓝根 30g。

【用法】上药加水煎至 500ml，煮沸 3~5 分钟，先熏，待药液冷却至适宜温度后洗患处，每晚 1 次，每次 20 分钟，每剂用 3 天。

【适应证】各型扁平疣。

【出处】《陕西中医》1986，7（9）：412.

（三）中药面膜疗法

处方 075

马齿苋 30g，大青叶 30g，生薏米 30g，生地榆 30g，香附 30g，木贼草 30g，苍术 15g，百部 15g，苦参 10g，赤芍 15g，防风 15g，红花 10g，紫草 10g。

【用法】上述药物研为细末外敷患处，每晚一次，每次 20 分钟。

【适应证】各型扁平疣。

【出处】《中医外治杂志》2005，14（3）：47.

（四）贴敷法

处方 076

香附子 30g，木贼草 30g，大青叶 30g，蜂房 20g，黄柏 20g；祛疣散 15g（板蓝根 30g，生薏苡仁 30g，连翘 15g，紫草 15g，败酱草 15g，白及 30g，红筋马齿苋 150g，冰片 1g 研末）。

【用法】将上述中药（除祛疣散外）倒入 50% 乙醇溶液和红醋，浸泡 1 周后涂擦疣体，结合祛疣散 15g 调匀外敷面部。

【适应证】各型扁平疣。

【出处】《中医外治杂志》2006，15（5）：25.

（五）酊剂涂擦法

处方 077

破故纸 15g，75% 乙醇溶液 100ml。

【用法】将破故纸碎成块放入 75% 乙醇溶液中浸泡，密封 1 周后外用，每天早、中、晚各用棉签涂一次。

【适应证】各型扁平疣。

【出处】《湖北中医杂志》1987，（3）：25.

二、非药物外治法

（一）火针疗法

处方 078

阿是穴。

【操作】皮损常规消毒后选用盘龙细火针（直径 0.5mm），在酒精灯上烧至发白之后，垂直快速点刺疣体顶部。疣体较小的点刺一针即可；疣体较大的则需在周围再围刺，不可过深，以不超过皮损基底部为宜。对时间较长、疣体较大或用前法效不佳者可运用烙刺进针法，即用火针头轻触皮肤后进行烙熨，将突出于皮肤表面的疣体刮除，刮除疣体时应以皮损不出血为度。火针治疗结束后在距皮损 3cm 处悬灸，使局部皮肤有灼热感，时间

15 分钟。术后 3 天不沾水，一般治疗后第 2 天开始结痂，结痂期勿用手抓，让痂壳 1 个星期后自行脱落，痂壳掉后若疣体未消失则再次治疗。

【适应证】各型扁平疣。

【出处】《上海针灸杂志》2009，28（9）：526–527.

（二）温针灸疗法

🥣 处方 079

阿是穴。

【操作】先找准较大的或最先发出的疣体 1~3 个，在疣体正中心取一穴，以疣体为中心，其上下左右约 0.5cm 处各一穴。常规消毒后，在疣体正中心用 0.3mm×40mm 的毫针直刺，以穿过疣体根部为标准；余穴用 0.25mm×25mm 的毫针斜刺，以到达疣体根部为标准，待得气后，行捻转泻法 1 分钟。针刺完成后，将纯艾条切成 20 小段，插在疣体正中心毫针的针柄上，用火点燃下端，连灸三炷，待艾炷燃完后，继续留针 10 分钟后出针。1 天 1 次，10 次为 1 个疗程，治疗 1 个疗程后观察疗效。

【适应证】各型扁平疣。

【出处】《亚太传统医药》2009，5（4）：36~37.

综合评按：据近年临床资料分析，涂擦、熏洗、擦洗等外治法治疗扁平疣，总有效率达 92.3%~100%，这些方法为临床所常用。扁平疣数目少者可选用贴敷、隔药灸法治疗。温针、火针临床疗效显著，扁平疣、寻常疣等常选用。扁平疣泛发之数目多者，常内外兼治，疗效更佳，内治以活血清热散风为原则。临床还应注意，扁平疣患者在用药过程中，有的可出现局部发红、皮疹隆起明显、瘙痒增剧等症状，此时应继续用药，皮疹即可逐渐消退。

第九节　传染性软疣

传染性软疣是一种由传染性软疣病毒引起的传染性皮肤病。其特点为散在多发的半球状，蜡样光泽丘疹，中央呈脐窝状，呈正常皮色或灰白色，早期质硬，后渐变软，可挤出乳酪状软疣小体。好发于儿童和青年人。属中医学"鼠乳"范畴。

临床诊断

（1）初起为米粒大的半球形丘疹，渐增至豌豆大小，表面有蜡样光泽，中心凹陷呈脐窝状，可挤出乳酪状软疣小体。

（2）数目不定，集簇或散发，不相融合，可发于全身任何部位。

（3）轻度瘙痒，病程缓慢，可持续数月或数年，愈后不留瘢痕。

一、药物外治法

（一）涂擦法

处方 080

倍雄膏：五倍子 5 份，乌梅 1 份，枯矾 1 份，雄黄 2 份，大黄 1 份。

【用法】上药共研细末，取适量香醋调成软膏备用。取少许药膏，涂疣表面 2~3mm 厚，以胶布覆盖。每 3 天换药 1 次。平均疗程 7.5 天。

【适应证】传染性软疣。

【注意事项】本品有毒，切勿入口眼，不可长期使用，需放干燥密闭环境中贮藏，尤其不能遇热，孕妇禁用。

【出处】《广西中医院》1988，11（6）：21.

处方 081

骨碎补适量。

【用法】将骨碎补浸于 70% 乙醇溶液内，48 小时后过滤，配成 20% 骨碎补溶液。取药液外涂疣体，每天 2 次，平均疗程 12 天。

【适应证】传染性软疣。

【注意事项】眼周围、口周围注意避免药物进入。

【出处】《陕西中医》1986，7（10）：460.

（二）擦洗法

处方 082

洗疣汤：板蓝根 30g，紫草 15g，香附 15g，桃仁 9g。

【用法】上药加水 1000ml，煎汤擦洗疣体，每天 3 次，每剂可洗 1~3 天，平均疗程 7.4 天。

【适应证】传染性软疣。

【出处】《临床皮肤科杂志》1981，2：85.

（三）发泡法

处方 083

斑蝥 12.5g，雄黄 2g，蜂蜜适量。

【用法】取上两味药，研极细末，加蜂蜜调制成膏。把疣体表面角化层剥去，以碘酒消毒，然后取少量药膏，搓成与疣体大小相等的扁圆片，置于疣体表面，用胶布固定，10~15 小时后患处起水疱，疣体剥离而愈。

【适应证】传染性软疣疣体数目较少者。

【注意事项】斑蝥有毒，切勿误食或误入眼中，注意保护正常皮肤。瘢痕体质禁用。

【出处】《中医药信息》1988，2：20.

二、非药物外治法

（一）火针疗法

处方 084

阿是穴。

【操作】选择适宜的体位，一般采用卧位，自左侧位开始施术，依据发病部位，顺时针转体分别治疗。先用碘络酮常规消毒，按发病部位之不同选择单个或局部消毒方法。颜面部位以单个或几个同时消毒为主，颈部、胸腹部、背部及四肢以局部消毒为主。然后点燃酒精灯，左手持灯靠近点刺部位，右手持针，将针体前 1/3 置于酒精灯火焰外 1/3 处灼烧，至针尖烧至通红白亮，疾速垂直点刺疣体中心部位约 0.1 寸。按此方法依次操作，先刺面部、颈部，后刺胸、腹、背部及四肢部位。自上而下，从内及外，按顺时针转换体位分别治疗。点刺时仔细查体，尽可能将高出皮肤的疣体一次性治疗完全。3 天后复诊，对新发或散在的疣体进行彻底治疗。施术后对治疗点用碘络酮常规消毒，无须包扎，结痂后自行脱落。

【适应证】传染性软疣。

【注意事项】嘱患者术后 1 天内患处不能着凉水，保持清洁，避免搔抓，预防感染，禁食辛辣等刺激性食物。瘢痕体质者禁用。

【出处】《陕西中医》2003，24（7）：644.

（二）刮除疗法

处方 085

阿是穴。

【操作】治疗前 30 分钟先用利多卡因凝胶外涂疣体，然后根据皮损部位选择合适的体位，常规消毒疣体，术者戴上一次性手套，用左手拇、食指将皮损周围皮肤绷紧，右手持消毒刮匙紧贴疣体底部，自皮损底部用力快速地刮，使疣体整体脱落，如有渗血，用棉签压迫止血，涂以 2.5% 碘酊。皮损多者逐个刮除。以后每天外涂 2.5% 碘酊 2 次，疗程共 3~5 天，7 天内干痂脱落。复诊出现新疣体者，仍以上述方法治疗。

【适应证】传染性软疣。

【注意事项】嘱患者术后 1 天内患处不能着凉水，保持清洁，避免搔抓，预防感染，禁食辛辣等刺激性食物。瘢痕体质者禁用。

【出处】《中国误诊学杂志》2011，11（33）：8263.

综合评按： 传染性软疣以局部外治为主。采用涂擦、擦洗等方法，可以在某种程度上避免由直接挑治所造成的恐惧心理，患者比较容易接受。发泡法可选用，但需谨慎。刮除疗法、火针疗法临床疗效确切，常常选用，为缓解患者痛苦可配合局部贴麻。此病具有传染性，临床治疗同时需注意衣物、被褥消毒处理，若少许复发及时处理，避免疣体大面积发展。

第十节　头癣

头癣是发生于头皮的一种浅部真菌病，儿童多见，传染性大，根据其临床特点，可分为黄癣、白癣及黑点癣三型，中医称之为"白秃疮""肥疮""秃疮"等。

1.临床诊断

（1）黄癣：菌痂呈黄色，除去菌痂，其下显现轻微鲜红色凹陷的萎缩性瘢痕，其上仅残存少数毛发，且外表干燥浑浊，失去光泽，易于拔除。病发在滤过性紫外线照射下呈暗绿色荧光，在镜检下可见较粗的菌丝排列于发内，与毛发长轴平行。

（2）白癣：头皮可见散在分布的圆形灰白色鳞屑斑，炎症不显，毛发在距表皮 2cm 处折断，易于拔除，瘙痒。病发在滤过性紫外线照射下呈绿色荧光，在镜检下可见发内有小圆形孢子，呈镶嵌不规则排列。

（3）黑点癣：初起头皮可见散在分布的点状红斑，逐渐发展为大小不等的圆形或不规则形灰白色鳞屑斑，病变处头发高出头皮后即折断，远望形如黑点，发内充满整齐排列呈链状的大孢子。

2.中医分型

（1）湿热内壅证：初起头发根部轻度发红，有小丘疹或脓疱，状若米粒，破出黄汁，逐渐蔓延，可成棕黄污秽厚痂，如结松脂，黄痂落后，露出鲜红底部，湿润糜烂，并有鼠尿臭味，自觉瘙痒不堪，患处毛发弯曲，干枯无泽，斑剥脱落，形成萎缩瘢痕，头发永久不生。舌脉正常或舌红苔黄腻，脉滑。

（2）风毒结聚证：初起时毛孔处有细小淡红色丘疹，上覆白色鳞屑，中有毛发穿过，逐渐扩大融合成单个或多个近圆形或不规则形的灰色鳞屑斑，境界清晰，其上病变干燥无华而变脆，长至米粒大小，便易折断而变得参差不齐，病发根部有套样白鞘，易拔除。患者舌脉可正常。

药物外治法

（一）贴敷法

处方 086

一扫光：苦参、黄柏各 500g，烟胶 500g，枯矾、木鳖肉、大风子肉、蛇床子、点红椒、樟脑、硫黄、明矾、水银、轻粉各 90g，白砒 15g。

【用法】上药共研细末，熟猪油 1120g，化开，入药搅匀成膏。将病发连根拔去，以药膏敷贴其上。1 天 1 次，10 次为 1 个疗程。

【适应证】各型头癣。

【注意事项】本品有毒，切勿入口眼，不可长期使用，需放干燥密闭环境中贮藏，尤其不能遇热，孕妇禁用。

【出处】《外科正宗》。

处方 087

硫黄软膏：硫黄 5~10g，凡士林 90~95g。

【用法】将硫黄研为细末，与凡士林混合搅拌调匀成膏。先在头部寻找病区及可疑病区，然后将该区周围 1cm 处的头皮剃光或剪平，每天以明矾水或热水洗头后，即在病区敷药，用油纸盖上，嘱患者包扎或戴帽子固定，每天换药 1 次，10 次为 1 个疗程，涂药必须较厚为宜。

【适应证】各型头癣。

【注意事项】用药 1 周，头发变得松动时，即可用镊子拔去病发，并争取在 3 天内全部拔完。如果头发尚未松动，更须多上一些药膏，不能间断，一直至病变头发拔光为止。

【出处】顾伯康，马绍尧.《中医外科手册》上海科学技术出版社.

处方 088

紫草、黄蜡各 60g，百部 125g，麻油 370g，朴硝 50g，硫黄 15g，樟脑 6g。

【用法】先将香油加入铜锅内，然后加入百部、紫草，熬至半枯去渣，离火，逐渐加入朴硝（起泡沫时应慢慢加），后加入硫黄、樟脑搅和，最后加入黄蜡调和成膏。治疗时先剃光患处头发，然后将药敷在患处，每天 1

次，当头发长出时，再剃光，再上药，直至痊愈。

【适应证】各型头癣。

【注意事项】需放干燥密闭环境中贮藏，防火，孕妇慎用。

【出处】《外科正宗》。

（二）涂擦法

处方 089

木鳖子适量。

【用法】将木鳖子去外壳，蘸醋在粗瓷器上（如碗底）磨取药汁，临睡前用棉花或毛笔蘸取药汁涂擦患处，每天或隔天 1 次，擦药前患处须用盐水洗净。

【适应证】各型头癣。

【注意事项】一般 3g 木鳖子仁需用 10ml 醋研磨，其药汁可贴 3cm×2cm 癣皮 5~7 处。

【出处】王芨，杜慧芳.《中医外贴治百病》科学技术文献出版社.

处方 090

白矾等油液：锻白矾 30g，青矾 30g（生用），石硫黄 15g（生用），生石膏 15g，食油脚（即麻油、豆油等的沉淀物）120g。

【用法】先将前四味各研极细末，混合后入食油脚中调匀，然后再在锅中蒸之即可。用时以棉签蘸药涂擦患处，每天 2 次。

【适应证】各型头癣。

【注意事项】需放干燥密闭环境中贮藏，防火，孕妇慎用。

【出处】李曰庆.《中医外科学》中国中医药出版社.

（三）湿敷法

处方 091

黄柏、黄精适量。

【用法】上方煎成汤液，然后以湿毛巾蘸药进行湿敷或蒸发罨包。

【适应证】头癣之湿热内壅证。

【**出处**】刘辅仁，张志礼.《实用皮肤科学》人民卫生出版社.

（四）沐浴法

🥄 处方 092

蛇床子 60g。

【**用法**】上药加水煎成汤液，待温度不热不凉时冲洗患部，每天 1 次。亦可冲洗完毕，再敷药膏。

【**适应证**】各型头癣。

【**出处**】刘辅仁，张志礼.《实用皮肤科学》人民卫生出版社.

综合评按： 头癣的发生多是由于感染皮肤癣菌所致，临床多采用内外相结合的综合疗法。有人将其总结为五字疗法，即"服、擦、洗、剃、煮"，服灰黄霉素或中药，擦外用药，洗头皮，剃头皮，用具以沸水煮消毒。灰黄霉素为目前治疗头癣的首选药物。应用灰黄霉素治疗的同时，常须并用外用药物。外涂西药多有效，但极易耐药，易复发，而用中药外治不仅可杀死真菌，消除局部症状，而且不易耐药，可减少复发，故临床上中西医结合往往能取长补短，提高患者的满意度和临床治愈率。

在每次使用外治法之前，须用肥皂水洗头。黄癣患者，若菌痂肥厚时，应先用油剂除去菌痂；对于患部的病发，应连根拔去。治疗中患者用过的衣帽、被、枕巾等生活用品，应以洗、晒、煮等方式处理，以防止感染复发。停药后每两周进行真菌学检查 1 次（包括镜检、培养），连续检查 3 次，均为阴性，经虑过紫外线检查亦无阳性发现者，认为基本治愈。基本治愈后继续观察至少 3 个月（每月复查 1 次），若无阳性发现者，即为治愈。

第十一节　花斑癣

花斑藓是很浅表的皮肤真菌感染，传染性小，常由接触患者衣物而致。中医学称"汗斑""紫白癜风"。

临床诊断

（1）好发于胸、背、颈部，呈点状或大片状细鳞屑斑，黄褐色或灰白色，周围常有散在卫星样点状病损，愈后留有一时性色素减退斑。

（2）病情呈慢性经过，夏重冬轻，无明显自觉症状，或出汗时轻度瘙痒。

（3）镜检可见花斑癣菌。

（4）滤过紫外线灯检查呈棕黄色荧光。

一、药物外治法

（一）扑粉法

处方 093

轻粉、海螵蛸各等份。

【用法】先将海螵蛸置瓦片上焙干研粉，再入轻粉和匀，瓶装备用。用时先洗患部，再扑擦该粉适量（若微汗后擦之更好）。

【适应证】花斑癣。

【注意事项】本品有毒，切勿入口眼，不可长期使用，需放干燥密闭环境中贮藏，尤其不能遇热，孕妇禁用。

【出处】《新中医》1988，（10）：11.

（二）涂擦法

处方 094

雄黄、硫黄、黄丹、密陀僧、生南星各等份。

【用法】以上药物共研细末，混匀备用。用时将生姜切开，以其切面蘸药粉擦患处，擦后局部变黑，次日再擦，至黑色消退即愈。

【适应证】花斑癣。

【注意事项】本品有毒，切勿入口眼，不可长期使用，需放干燥密闭环境中贮藏，尤其不能遇热，防火，孕妇禁用。

【出处】赵天恩，马世尧.《皮肤科外用药物手册》山东科学技术出

版社 .

🥣 处方 095

五倍子 30g，硫黄 20g，白附子 10g，枯矾 15g。

【用法】以上 4 种药物研细后，用醋调如糊状，充分调匀备用。先将皮损处用清水洗净，揩干，而后每天用黄瓜蒂（无时，可改用生姜片）蘸药用力涂擦患处，每天 2 次，连用 10 天以后，每天涂擦 1 次，连用 2 周即可。

【适应证】花斑癣。

【注意事项】本品有毒，切勿入口眼，不可长期使用，需放干燥密闭环境中贮藏，尤其不能遇热，孕妇禁用。

【出处】《中医外科杂志》1999，8（2）：14.

🥣 处方 096

土荆皮 50g，百部 30g，苦参 30g，硫黄 25g，轻粉 10g，水杨酸 15g，密陀僧 50g，米醋 300ml，95% 乙醇溶液 200ml。

【用法】将土荆皮、百部、苦参、密陀僧密封浸泡于 300ml 米醋内，将硫黄、轻粉、水杨酸密封浸泡于 200ml 乙醇溶液内，一周后分别滤渣取液混合备用。每天早晚各搽一次，搽药后禁止水洗，10 天为 1 个疗程。愈后需注意卫生，勤用硫黄香皂沐浴，以防复发。

【适应证】花斑癣。

【注意事项】本品有毒，切勿入口眼，不可长期使用，需放干燥密闭环境中贮藏，尤其不能遇热，注意防火，孕妇禁用。

【出处】《中医外治杂志》1997，（6）：31.

🥣 处方 097

土荆皮 10g，丁香 10g，50%~75% 乙醇溶液 100ml。

【用法】上药浸入乙醇溶液中，1 周后外涂局部，每天 2~3 次，至愈为止。

【适应证】花斑癣。

【出处】赵炳南，张志礼 .《简明中医皮肤病学》中国中医药出版社 .

（三）熏洗法

处方 098

祛斑液：黄连 30g，龙胆草 30g，土荆皮 30g，白鲜皮 15g，地肤子 15g。

【用法】上述药物加水煎煮至约 1000ml，直接熏洗患部，每天 2 次，每次 30 分钟。

【适应证】花斑癣。

【出处】《中医外治杂志》1997，（2）：39.

处方 099

诃子（打）、大风子（打）、乌梅、五味子、五倍子、黄精、甘草各 30g。

【用法】皮疹范围较大者，诸药用量可加至 45g。每天 1 剂，水煎，外洗患处。7 天为 1 个疗程，连用 4 个疗程。

【适应证】花斑癣。

【出处】《新中医》2005，37（8）：78–79.

二、非药物外治法

壮医药线点灸疗法

处方 100

患处莲花穴和曲池、然谷。

【用法】每天施灸 1 次，7 天为 1 个疗程。顽固者，加灸肝俞、肾俞、足三里。

【适应证】花斑癣。

【注意事项】天热时皮疹易于扩散，治疗时应多加注意。病愈后，内衣、内裤应彻底煮沸消毒。平时注意个人卫生、公共卫生，防止交叉感染。

【出处】滕红丽，林辰.《药线点灸疗法》人民卫生出版社.

综合评按：花斑癣亦由真菌感染所致，西药外治多可取效，但此病极易复发，容易耐药。临床上常配合中药外治法如扑粉、涂擦、摩擦、熏洗、壮医药线点灸等方法，以提高临床疗效，缩短病程，减少复发。本病治疗不可过早停药，皮疹消退后，须巩固治疗 2~3 周，以防复发。

第十二节 股癣

股癣是发生于股内侧、肛门附近的浅部真菌病，属体癣范畴。中医称"阴癣"。

临床诊断

（1）腹股沟、臀部及阴股部皮肤可见半环状红斑，边缘为丘疱疹，构成堤状，轻度增厚脱屑，病损中央部位可有轻度湿疹样改变。

（2）直接镜检及霉菌培养呈阳性。

中医外治不分型。

药物外治法

（一）涂擦法

处方 101

白鲜皮 30g，百部 30g，白芷 30g，大黄 15g，地肤子 15g，苦参 15g，斑蝥 1 个，冰片 20g，樟脑 2g，密陀僧 15g，羊蹄根 15g。

【用法】上药除冰片、樟脑以外均研为细末，置一容器内，加入 75% 乙醇溶液充分摇匀后封盖密闭，1 周后再将冰片、樟脑加入容器中密封，摇动均匀，浸泡 3 天左右，待其药液变成黄褐色时，方可使用。使用时，先用淡盐水将其局部清洗干净，擦干，用医用棉签蘸药液涂擦患病部位，待药液自然吸收干燥方可。每天 2~3 次，2 周为 1 个疗程。对急性期患者一般用药 1 个疗程，对慢性期患者一般需用药 2~3 个疗程。

【适应证】股癣。

【注意事项】①本品有毒，斑蝥刺激皮肤可发疱，尤其是在炎热的夏天。故使用药液时要先少次少量使用，可早晚各用 1 次，连用 3 天。观察其使用部位皮损改变情况，如无红肿、起疱等刺激症状，可加用 1 次，即 1 天外涂 3 次。②在使用本药液时，先观察皮肤有无破溃之处，如有因患者反复搔抓导致皮肤破溃时，不可使用本药液，待其破损恢复后方可使用。治疗期间忌食鱼、虾和辛辣刺激食物。不可长期使用，孕妇禁用。

【出处】《中医外治杂志》2008，（6）：20.

处方 102

复方土荆皮酊：土荆皮 130g，花椒、蝉衣、全蝎、木通各 6g，百部 65g，槟榔、芒硝各 16g，樟脑 9g。

【用法】上述药物用 50% 的乙醇溶液浸泡两个月以上，去渣过滤制成酊剂，装瓶时，每 100ml 酊剂加水杨酸 2g、苯甲酸 4g 备用。用棉签蘸此药液由外向内涂抹患处 2~3 遍，并保持患处干燥，每天早晚各 1 次。7 天为 1 个疗程。

【适应证】股癣。

【出处】《浙江中医杂志》2003，38（4）：162.

处方 103

蛇蜕 1 条，全蝎 2g，露蜂房 1 个。

【用法】上述药物用食醋 300ml，浸泡 24 小时后，外擦患处，每天两次，连用 1 个月可愈。

【适应证】股癣。

【出处】《四川中医》1986，（10）：54.

（二）湿敷法

处方 104

复方苦参液：苦参 30g，地肤子 15g，白鲜皮 15g，小蓟草 15g，枯矾 15g。

【用法】上药加水 200ml，浸泡 30 分钟，武火煎煮 5 分钟后改为文火煎煮 30 分钟，倒出药液去渣备用；取煎煮备用药液，温度保持在 35~40℃，将纱布浸润药液湿敷于患处，每次 30 分钟，14 天为 1 个疗程。

【适应证】股癣。

【出处】《环球中医药》2015，（2）：62.

（三）坐浴法

🥣 处方 105

复方土荆皮汤：土荆皮 30g，土茯苓 30g，花椒 30g，苦参 30g，黄柏 30g，大黄 30g，小牙皂 30g，蛇床子 30g，地肤子 30g。

【用法】上述药物每天 2 剂，每剂水煎 2 次，每次煎取药液 500ml，坐浴患处，每天早晚各 1 次。

【适应证】股癣。

【出处】《四川中医》2013，（1）：84.

综合评按：股癣是常见癣病之一，临床治疗以外治为主，除发生大面积皮损或其他并发症，一般不用内服药，单以外治为宜。本病外治，以涂擦、湿敷、沐浴等法，使用较广。对于有渗出者以干粉扑撒较佳，脱屑者可用油脂调涂。如有苔藓样病变者，则可选用有一定刺激性的醋剂涂擦法，但需注意阴囊等皮肤较薄的部位，不宜使用。

第十三节 手癣

手癣是由于真菌侵犯手部表皮所引起的浅部真菌病，中医学称为"鹅掌风"。

临床诊断

（1）初起皮下有针尖至粟粒大小半透明水疱，日久干涸脱屑，伴有瘙痒；或初起即迭起白皮，纹理宽深，触之粗糙。

（2）皮肤轮廓鲜明，逐渐浸润蔓延。

（3）多伴有足癣、灰指甲（甲癣）。

（4）起病缓慢，易于反复发作。

（5）皮屑直接镜检见到菌丝或霉菌培养阳性均有助于诊断。

中医外治不分型。

一、药物外治法

（一）药浴法

💊 处方 106

四子洗剂：大风子、川楝子、蛇床子、地肤子、苦参、黄柏、土荆皮、白矾各 30g。

【用法】上药加水适量煎后滤渣，倾入盆中，待稍温浸泡患处，每天 2 次，每次 30~40 分钟，每天 1 剂，一般 3~5 天可愈。

【适应证】手癣。

【出处】《四川中医》1989，（7）：42.

（二）涂擦法

💊 处方 107

生百部 50g，鸦胆子 10g。

【用法】上述各药入白醋中浸泡 1 周，用时蘸药醋擦患处，每 3 天 1 次，连用 3 次可见效。

【适应证】手癣。

【注意事项】糜烂渗出明显者慎用。

【出处】《中医函授通讯》1989，（5）：35.

💊 处方 108

冰轻硫炉膏：轻粉 1 份，冰片 2 份，硫黄 3 份，龙骨 4 份，炉甘石 5 份。

【用法】先将冰片、轻粉、龙骨研极细末，过 120 目筛，再与硫黄、炉甘石混匀，用凡士林（醋亦可）调膏备用。用时先将患处用生理盐水擦干净，外涂上药，1 天 3 次，15 天为 1 个疗程。

【适应证】手癣。

【注意事项】本品有毒，切勿入口眼，不可长期使用，需放干燥密闭环境中贮藏，防火，孕妇禁用。

【出处】《四川中医》1986，（6）：39.

处方 109

薏苡仁 3~4 份，甘草 1 份。

【用法】上药共煎浓水，趁热蘸药擦洗患部，1 天数次，至愈为止。

【适应证】手癣。

【出处】《四川中医》1986，（10）：55.

处方 110

白矾 30g，儿茶 15g，皂矾 30g，桐油少许。

【用法】上药共煎后，先熏洗患处 30~60min。然后取纱布蘸取药液做患处药液湿敷，最后用桐油少许涂擦患处。每天 2 次。

【适应证】手癣。

【出处】刘道清.《中医民间疗法大典》中原农民出版社.

综合评按：手癣多继发于足癣，也可单独发病，多由真菌感染引起，治疗多以局部用药外治。西医外用药膏效果明显，但极易耐药、易复发、难治愈。临床上配合适当的中医外治法可弥补这一缺陷，以药浴、涂擦法应用最广。沐浴法可运用于各型手癣，涂擦法中醋剂涂擦法多运用于鳞屑较明显者，膏剂涂擦多用于渗出明显者。本病治疗要彻底，一般皮损消退后仍应继续用药一段时间，以防复发，本病与足癣相似，可互相参考治疗。

第十四节　足癣

足癣是由于真菌侵犯表皮所引起的浅部真菌病，中医称"脚气""脚湿气"。

1. 临床诊断

（1）皮损常初发于单侧 2、3 或 3、4 趾缝间，逐渐浸淫蔓延至足跟、足趾。

（2）皮损以水疱、糜烂、脱屑、角化为特征。

（3）患处浸渍湿烂或粟粒大小水疱，攒积皮下，或皲裂脱皮，伴有瘙痒。

（4）起病慢，易反复，入夏加剧，冬日皲裂。

（5）霉菌直接镜检和培养呈阳性。

2. 中医分型

（1）湿热蕴毒证（水疱型）：皮损为粟粒至针帽大小的水疱，或伴有脓疱攒集皮下，水疱干涩后迭起白皮，或日久又生水疱，反复不已，舌红苔腻，脉弦滑。

（2）湿毒浸淫证（糜烂型）：患处迭起针尖大小半透明水疱，反复不已，舌红苔腻，脉滑数。

（3）血燥阴伤证（角化型）：皮损干燥粗糙变厚，形如胼胝，纹理宽深，常伴皲裂，迭起白皮，瘙痒相兼，舌红少苔，脉细数。

药物外治法

（一）熏洗法

🥣 处方 111

蛇床子、百部、大风子、木鳖子、苦参、皂角、枯矾各 15g，川椒、黄柏各 10g。

【用法】以上诸药加凉水 2500ml 浸泡 20 分钟，以武火煮开后改用小火再煮 10~15 分钟。滤除药渣，加陈醋 30~50ml。趁热熏蒸患处，待凉后浸洗患处。每天两次，治疗 4 天为 1 个疗程。

【适应证】各型足癣。

【注意事项】本品有毒，不可内服，孕妇禁用。

【出处】《中医外治杂志》2011，（5）：39.

（二）湿敷法

🥣 处方 112

黄柏 30g，苍术 30g，苦参 15g，地肤子 30g，马齿苋 30g，白鲜皮 30g，蒲公英 20g，明矾 15g。

【用法】将上药按比例加水煎煮成水剂，放凉备用。用 6~8 层纱布浸透药液，稍拧干，以不滴水为度，紧贴于患处，每隔 10~15 分钟，重新蘸取药液。每次敷 30~40 分钟，每天 1~2 次。

【适应证】足癣之湿热蕴毒证和湿毒浸淫证。

【出处】《北京中医药》2011，（4）：295.

（三）药浴法

🥣 处方 113

白凤仙花 30g，皂角 30g，花椒 15g。

【用法】上药任选一种，放入 250ml 醋内浸泡 24 小时后外用浸泡患处，每晚睡前泡 20 分钟，连治 7 天。

【适应证】足癣之血燥阴伤证。

【出处】韩家驹.《中医外治方药手册》陕西科学技术出版社.

🥣 处方 114

黄精五倍洗方：黄精、藿香各 12g，五倍子、蚕沙、明矾、吴茱萸各 10g。

【用法】每剂加水 1500ml，浓煎取药液 800ml，浸泡患处，每天 2 次，每次 15~20 分钟。

【适应证】足癣之湿热蕴毒证和湿毒浸淫证。

【出处】徐宜厚.《徐宜厚皮肤传心录》人民卫生出版社.

🥣 处方 115

苍肤水剂：苍耳子、地肤子、土荆皮、蛇床子、苦参、百部各 15g，枯矾 6g。

【用法】以上诸药加入 3000ml 水，煮沸 20 分钟后放至常温，浸泡患处，每次 20~30 分钟，每天 1~2 次。

【适应证】各型足癣。

【出处】赵炳南，张志礼.《简明中医皮肤病学》中国中医药出版社.

（四）涂擦法

🥣 处方 116

苍耳子、白鲜皮、蛇床子各 30g，荆芥、防风、花椒、薄荷、苦参、明矾各 10g。

【用法】将上述药物共煎液 100ml，涂擦患处，每天 2~3 次。

【适应证】各型足癣。

【出处】《中西医结合杂志》1988，（6）：373.

处方 117

龙骨散：龙骨三两，牡蛎三两，海螵蛸三两，黄柏十六两，雄黄三两，滑石粉一两。

【用法】直接扑患处或油调外用。

【适应证】足癣之湿热蕴毒证和湿毒浸淫证。

【注意事项】本品有毒，不可长期使用，需放干燥密闭环境中贮存，防止加热，孕妇禁用。

【出处】北京中医医院 .《赵炳南临床经验集》人民卫生出版社 .

处方 118

黄精首乌醋：生黄精、生首乌各 50g，陈醋 300g。

【用法】将药物轧碎，加入陈醋，连同容器置 60~80℃的热水中，加温 6~8 小时取出备用。用时先用淡盐水洗脚，再用棉球蘸药醋涂擦患处 1 次，每天早中晚各 1 次，15 天为 1 个疗程，未愈可进行第 2~3 个疗程。

【适应证】足癣之血燥阴伤证。

【注意事项】本品有毒，不可内服，孕妇禁用。

【出处】《中医杂志》1984，（9）：29.

处方 119

土荆皮 15g，白醋（或黄醋）90g。

【用法】上述药物用白醋浸泡 24 小时，以棉签蘸药酒涂擦患处，每天数次。

【适应证】各型足癣。

【出处】韩家驹 .《中医外治方药手册》陕西科学技术出版社 .

（五）扑粉法

处方 120

公丁香适量。

【用法】上述药物研末，洗净患趾后，将药粉扑撒于脚趾缝内，每天 1~2 次。

【适应证】足癣之湿热蕴毒证和湿毒浸淫证。

【出处】《中医杂志》1985，（8）：18.

处方 121

枯矾、黄柏、五倍子、乌贼骨各适量。

【用法】上述药物研为细末，洗净脚后将其铺撒患处，每天 1 次。

【适应证】足癣之湿热蕴毒证和湿毒浸淫证。

【出处】韩家驹 .《中医外治方药手册》陕西科学技术出版社 .

（六）薄贴法

处方 122

足癣纸（主要成分：米醋、百部、地黄、鲜凤仙花、皂荚、金银花、连翘、水杨酸等。以 7cm×5.5cm 绵纸浸透复方药物而成）。

【用法】每次洗净脚后，以足癣纸先擦后贴足趾上，穿袜固定。每天 1~2 次，连用 15 天。

【适应证】各型足癣。

【出处】《山东中医杂志》1990，（1）：21.

综合评按：治疗本病，完全可依靠外治疗法。外治可使药物从皮肤而入，直达病所。其中熏洗、涂擦、足浴法是目前最常用的三大方法。扑粉法适用于足趾间糜烂渗出明显者，薄贴法适用于各型足癣。

本病的发生除与癣菌感染有关外，与足部卫生也有一定关系，如局部潮湿多汗、通气差者，也容易发生足癣，故应保持良好的足部卫生。治疗中还应坚持用药，切勿时断时续而影响疗效。

第十五节　甲癣

甲癣是真菌侵犯指（趾）甲所引起的浅部真菌病，多继发于手足癣，中医称"油灰指甲"。

临床诊断

（1）病甲增厚、不平，呈灰白色。游离缘可见甲下碎屑，病甲与甲床分离。

（2）直接镜检及真菌培养呈阳性。

本病中医外治不分型。

一、药物外治法

（一）药浴法

处方 123

复方甲癣净：紫荆皮、苦参、透骨草各 30g，芒硝、大风子各 20g，明矾 15g。

【用法】将上述各药研末，过 60 目筛，每次取药 200g，加入 500ml 白醋，用凉水 1500ml 浸泡 6 天后，大火开锅后用小火煎煮 15 分钟，药渣及药液均倒入浸泡盆内，放凉（40~50℃）后浸泡病甲 1 小时，每天 1 次。

【适应证】甲癣。

【出处】《中国皮肤性病学杂志》2012，（12）：1131.

（二）贴敷法

处方 124

川楝子膏：川楝子 10 枚。

【用法】川楝子去皮加水浸泡至软，捣成糊状后加凡士林适量敷患指（趾），2 天后取下。一般连用两次见效。

【适应证】甲癣。

【出处】《浙江中医杂志》1987,（8）: 371.

（三）薄贴法

处方 125

鸦胆子若干。

【用法】先将病趾或指甲用温热盐水浸泡 20~30 分钟，使其发软，再用小刀将趾、指甲的萎缩松软部分去掉，并用另一手拇、食指隔以塑料薄膜捏住去壳的鸦胆子仁，用力挤压，挤出油来涂整个病甲，每甲 1~2 粒，每天 1 次，外用胶布和伤寒膏固定，连治 2~3 个月。

【适应证】甲癣。

【出处】张树生.《中药贴敷疗法》中国医药科技出版社.

处方 126

凤仙花膏：凤仙花末（白色者最佳）150g，蜂蜜 150g。

【用法】上药调匀成膏，涂厚厚一层于病甲上，外用油纸盖，纱布包扎，每天换药 1 次，连用至愈。

【适应证】甲癣。

【出处】《外科证治全生集》。

二、综合外治法

足浴疗法兼激光

处方 127

加减醋泡方：荆芥、防风、当归、地骨皮各 20g，透骨草、蛇床子、明矾各 30g。

【操作】患者平卧位，屈膝，足底放平，戴眼罩，以碘伏消毒皮损。先用超脉冲二氧化碳激光 Super 模式，选择合适的能量，磨削病甲，在不伤及甲床、患者无痛的状况下，尽量将病甲去除，然后选择秒 Scan 模式，根据趾甲病变大小和厚度选择不同的点阵图形、密度和能量大小，重复数遍扫描，深度直至抵近甲床表面为止。对于靠近甲根和皱襞内的病甲可采用人工点阵技术打孔。治疗期间同时予加减醋泡方泡脚，加白醋 1500ml，浸泡 5 天后使用。每晚泡脚 30 分钟，泡后患者尽量自行修除坏甲。

【适应证】甲癣。

【出处】《浙江中医杂志》2015，（10）：738.

综合评按：甲癣是常见真菌感染之一，治疗主要为局部用药，软化病甲，并可配合刀削，逐渐去除病甲，使新甲生成。足浴醋泡法和薄贴法是临床最广为选用的外治法，且疗效确切。据文献报道，外治法对甲癣的有效率可达 90%，以上所选诸法在辨证准确的前提下，坚持使用，都可收到预期效果。由于本病治疗周期偏长，患者应有耐心、有信心，坚持治疗，方可奏效。另外，在积极治疗甲癣的同时，应合并治疗手癣、足癣，否则传染源不去，极易复发。严重者可配合西药内服。

第十六节　湿疹

湿疹是一种常见的过敏性炎症性皮肤病，其特点为多形性皮疹，倾向湿润，对称分布，易于复发和慢性化，自觉剧烈瘙痒。属中医"湿疮""浸淫疮"范畴。

1. 临床诊断

（1）急性湿疹：①好发于面部、肘窝、腘窝四肢屈侧及躯干等处。②皮损呈多形性，可见红斑、丘疹、水疱（不形成大疱），伴有糜烂、渗出、结痂等。病变处轻度肿胀，边界不清，常呈对称分布。③剧痒。

（2）慢性湿疹：多从急性湿疹反复发作而致。好发于面部、肘窝、腘窝、小腿伸侧、阴部等处。皮损为局限性，肥厚浸润较重，伴有色素沉着，界限清楚。剧痒。慢性病程，常有急性发作。

2. 中医分型

（1）湿热蕴肤证：发病快，病程短，皮肤潮红，有丘疱疹，皮肤灼热瘙痒无度，抓破后渗液流脂水，伴心烦口渴，身热不扬，大便干，小便短赤，舌红，苔薄白或黄，脉滑或数。

（2）脾虚湿蕴证：发病缓慢，皮损潮红，有丘疹，瘙痒，抓破后渗出，可见鳞屑，伴纳少，腹胀便溏，易疲乏，舌淡胖，苔白腻，脉弦滑。

（3）血虚风燥证：病程久，反复发作，皮损色暗或色素沉着，或皮损粗糙肥厚，剧烈瘙痒，遇热或遇肥皂水后加重，伴口干不欲饮，纳差，腹胀，舌淡，苔白，脉弦细。

一、药物外治法

（一）浸洗法

处方128

诃醋液：诃子100g，米醋500ml。

【用法】取诃子打烂，加水1500ml，文火煎至500ml，再加米醋煮沸即可。用时取药液浸洗患处，每天3次（均煮沸后用），每次30分钟，1天1剂，一般3~5天显效。

【适应证】各型湿疮。

【出处】《中西医结合杂志》1988，（7）：442.

（二）熏洗法

处方129

祛湿汤：大风子30g，桃仁30g，皂角30g，威灵仙30g，苦参30g，蛇床子30g。

【用法】上述各药加水煎煮，取煎液每天熏洗1次。4周为1个疗程。

【适应证】手部慢性湿疹。

【出处】《实用中医内科杂志》2005，19（3）.

（三）沐浴法

处方130

千里光藏青果沐浴方：千里光500g，藏青果90g。

【用法】上药煎水洗浴，1天1次，每次20分钟，至愈为止。

【适应证】各型湿疹。

【出处】西安医学院第一、二附属医院皮肤科，药剂科.《皮肤病方剂药物手册》，陕西人民出版社.

（四）薄贴法

处方 131

细辛、肉桂、麻黄、苍术、附子、防风、地肤子、薄荷。

【用法】上药打成细粉后加工制成片剂。使用时，将制备好的敷贴药片平放于 3cm×3cm 的低敏胶布上，贴于大椎穴处，每天晚上贴 1 次，每次贴 6 小时。4 周为 1 个疗程，连续治疗 3 个疗程。

【适应证】湿疹之血虚风燥证。

【出处】《上海中医药大学学报》2012，26（6）.

（五）糊剂涂擦法

处方 132

青黛 6g，黄柏 3g，煅石膏 12g，滑石 12g。

【用法】上药共研细末，用麻油调匀，涂擦患处，每天 1~2 次，7~10 天为 1 个疗程。

【适应证】湿疹之湿热蕴肤证和脾虚湿蕴证。

【出处】韩家驹.《中医外治方药手册》陕西科学技术出版社.

（六）湿敷法

处方 133

马齿苋 60g（鲜品用 250g）。

【用法】将马齿苋洗净加水约 2000ml，煎煮 20 分钟（鲜品 10 分钟），弃渣。用时取净纱布 6~7 层蘸药水湿敷患处，每天 2~3 次，每次 20~40 分钟。

【适应证】湿疹之热毒蕴肤证。

【出处】北京中医医院.《赵炳南临床经验集》人民卫生出版社.

（七）热敷法

处方 134

黄柏、五倍子、地榆、枇杷叶、龙葵、龙胆草、地丁、蛇床子、千里光各 30~50g。

【用法】以上药物任取 2~3 种加水适量，煮沸取汁，用药液热敷患处，1 天数次。

【适应证】湿疹之湿热蕴肤证。

【出处】刘道清.《中国民间疗法》中原农民出版社.

（八）热烘法

处方 135

鱼腥草 30g，白鲜皮 30g，苦参 30g，苏叶 30g，黄柏 30g，紫草 30g，大风子 30g，苍耳子 30g。

【用法】上药浸于 75% 乙醇溶液中数日，乙醇溶液以浸没药物为度，滤出乙醇浸出液，装瓶备用。用时以药液浸湿棉垫，敷于患处，以电吹风的热风吹棉垫，1 天 2 次，每次 20 分钟，7~10 天为 1 个疗程。

【适应证】各型湿疹。

【出处】刘道清.《中国民间疗法》中原农民出版社.

二、非药物外治法

（一）艾灸疗法

处方 136

阿是穴。

【操作】取大椎、曲池、三阴交、血海、足三里穴，每天施灸 1~2 次，每穴灸 3~5 壮，5~7 天为 1 个疗程。

【适应证】各型湿疹。

【出处】朱坤福，祝蕾，杨海珍.《中国灸疗学》中国古籍出版社.

（二）火针疗法

处方 137

阿是穴。

【操作】治疗时首先对局限性皮损用碘伏消毒，然后将火针在酒精灯上烧至发白，迅速刺入皮损处，深度以不超过皮损基底为度，在火针刺入处周围（间隔 0.5cm 左右）用一次性 5 号针头进行围刺，针完后皮损处再次消毒，24 小时禁沾水。隔 2 天治疗 1 次，观察 10 天。

【适应证】湿疹之血虚风燥证。

【出处】《上海针灸杂志》2014，10（33）：903-905.

三、综合外治法

刺络拔罐兼艾灸

处方 138

大椎、肺俞、膈俞、脾俞。上肢湿疹加曲池，下肢湿疹加委中、血海。

【操作】局部点刺拔罐操作结束后嘱患者摆好体位，首先用酒精棉球对上述穴位局部皮肤消毒，待干燥后，用消毒梅花针重叩 6~10 次，然后迅速在穴位上拔火罐，视出血情况，2~5 分钟起罐，并用消毒棉球清洁皮肤。治疗时若出现皮下血肿，须立即用消毒干棉球加压 2~3 分钟。起罐后在拔罐部位进行艾灸，用艾条悬灸，至皮肤温热，以潮红不起疱为度。

【适应证】各型湿疹。

【出处】《甘肃中医学院学报》2011，5（28）：53-54.

综合评按： 湿疹是多发性皮肤病，临床可表现为急性、亚急性、慢性三种形态表现。目前西医治疗本病无特效药物，且长久使用西药可引起药物耐受性，给患者带来很大痛苦。中医外治法治疗此病有很大的优势，效果较好。外治法中擦洗、浸洗、涂擦、敷贴、湿敷等方法使用较多，局部用药，直达病所。沐浴法适合于大面积湿疹。艾灸、火针等疗法可以疏通气血，以利祛病。一般来说急性渗出性湿疹以湿敷为佳，渗出减少时以性质柔和的药物外搽为好，慢性肥厚性湿疹则应用有一定刺激性的药物为宜，否则难以祛病。如因搔抓发生感染，应加清热解毒之品。《医宗金鉴·外科心法》曰："血风疮证生遍身，粟形搔痒脂水淫，肝肺脾经风湿热，久郁燥痒抓血津。"说明本病是由于肝脾二经湿热，外受风邪，袭于皮肤，郁于肺经，致遍身生疮。本病的产生多是内因和外因相结合的结果。治疗应注重标本兼治、整体与局部相结合之原则。由于本病易反复发作，瘙痒难耐，临床常内外合治达到整体调理、减少复发的目的。

本病的诱发因素很多，治疗时应尽可能寻找并去除发病原因，同时应注意生活起居和饮食、情绪的调摄，避免外界刺激。湿疹患者的房内应保持清洁安静，光线充足，温湿度适宜，经常通风换气。宜食用富有营养的清淡食物，多食蔬菜、水果，忌食油腻、鱼腥、鸡鸭牛羊及辛辣刺激性食物。湿疹急性期忌用热水烫洗和肥皂等刺激性物品洗涂患处，慢性期不应停药过早。平时应注意增强体质，祛除致敏因素，消除致敏状态，延长发病间隔，减轻发病程度，以求根治。

第十七节　阴部湿疹

阴部湿疹是湿疹的一种特殊表现，其范围包括肛门及男性阴囊、女性外阴，属于过敏性、炎症性皮肤病。因其易发生剧烈瘙痒、糜烂、渗出及肥厚增生，故列专篇论述。中医的"肾囊风""绣球风"属本病范畴。

1. 临床诊断

可参考湿疹。

2. 中医分型

（1）湿热蕴肤证：发病快，病程短，皮肤潮红，有丘疱疹，皮肤灼热瘙痒无度，抓破渗液流脂水，伴心烦口渴，身热不扬，大便干，小便短赤，舌红，苔薄白或黄，脉滑或数。

（2）脾虚湿蕴证：发病缓慢，皮损潮红，有丘疹，瘙痒，抓破后有液体渗出，可见鳞屑，伴纳少，腹胀便溏，易疲乏，舌淡胖，苔白腻，脉弦滑。

（3）血虚风燥证：病程久，反复发作，皮损色暗或色素沉着，或皮损粗糙肥厚，剧烈瘙痒，遇热或遇肥皂水后加重，伴口干不欲饮，纳差，腹胀，舌淡，苔白，脉弦细。

一、药物外治法

（一）熏洗法

处方 139

苦参 100g，明矾 10g，雄黄少量。

【用法】方中药物水煎后局部熏洗，1 天 2 次，每次 20 分钟，7 天为 1个疗程。

【适应证】阴部湿疹之湿热蕴肤证和脾虚湿蕴证。

【注意事项】本品有毒，不可长期使用，需放密闭干燥环境中贮存，孕妇禁用。

【出处】刘道清.《中国民间疗法》中原农民出版社.

处方 140

五倍子洗剂：五倍子、蛇床子各 30g，紫草、土荆皮、白鲜皮、石榴皮各 15g，黄柏、赤石脂各 10g，生甘草 6g。

【用法】方中药物置纱布袋中扎紧，放入锅中，加水 5000ml，煎至3000ml，将药汁倾入浴盆中，趁热熏洗，每天早、晚各一次，每次 20~30分钟，轻者 1 周，重者 1~2 个月可愈。

【适应证】各型肾囊风。

【出处】《新中医》1984，（9）：23.

（二）坐浴法

处方 141

苦参、白鲜皮、蛇床子、露蜂房各 30g，大黄、白芷、紫草各 15g，五倍子 12g，花椒 10g，冰片、芒硝各 6g。

【用法】将上药除冰片、芒硝外，水煎至 1000ml，再加冰片、芒硝混匀，坐浴 20 分钟，1 天 2 次，10 天为 1 个疗程。

【适应证】肛门湿疹。

【出处】《上海中医药杂志》1989，（9）：21.

处方 142

苍艾洗剂：苍术、白花蛇舌草、土茯苓各 30g，艾叶 20g（后下）。

【用法】将上方加水约 1500ml，浸泡 10~15 分钟后用文火煎煮 20 分钟，过滤煎液，冷却至适宜温度，坐浴熏洗外阴 10~15 分钟，如法每晚 1 次，15 次为 1 个疗程。

【适应证】顽固性外阴湿疹。

【出处】《陕西中医》1994，51（6）：261.

（三）湿敷法

处方 143

大风子、苦参各 50g，苍耳子 30g，蛇床子、浮萍、豨莶草各 15g。

【用法】上药加水 2000~3000ml，煮沸 15~20 分钟倒盆中，熏蒸患处，待水温冷却至适宜温度，用纱布浸药湿敷 3~5 分钟。1 天 2~3 次，每次 20~30 分钟，至愈为止。

【适应证】各型肾囊风。

【出处】《福建中医药》1983，（5）：42.

（四）擦洗法

处方 144

三叶桉煎：桉树叶、麻柳树叶、艾叶各 100g。

【用法】上药加水 500ml，煮沸 20 分钟，弃渣备用。用时以干净纱布蘸洗患处皮肤，每天早晚各 1 次，每剂药可煎用 3 次，连用 7~15 天可痊愈。

【适应证】阴部湿疹之湿热蕴肤证。

【出处】《中医杂志》1984，（7）：26.

（五）粉剂涂擦法

🥄 处方 145

二黄朱石散：硫黄 20g，黄丹 4g，朱砂 3g，炉甘石 30g，煅石膏 200g。

【用法】上药共研成极细末，过细罗筛后，加冰片适量和匀，用瓷瓶收贮。用时，将肛门清洗干净，用棉签蘸粉涂擦患处，每天 2~3 次，至病愈为止。

【适应证】肛门湿疹。

【注意事项】本品有毒，不可长期使用，需放密闭干燥环境中贮存，防火，孕妇禁用。

【出处】《辽宁中医杂志》1988，（7）：41.

🥄 处方 146

红梅散：红粉 100g，梅片 0.5g。

【用法】将红梅散共研细面，取少量放在手心，两手互搓，然后涂擦在阴囊皮肤上，每天 1 次，至病愈为止。

【适应证】急慢性阴囊湿疹。

【注意事项】本品有毒，不可长期使用，需放密闭干燥环境中贮存，孕妇禁用。

【出处】《中医药信息》2000，（1）：51.

（六）酊剂涂擦法

🥄 处方 147

土荆皮（或百部）6g，白酒 30g。

【用法】上药浸入白酒内 48 小时后，以药酒涂擦患处，每天 2 次，至愈为止。

【适应证】各型肾囊风。

【出处】韩家驹.《中医外治方药手册》陕西科学技术出版社.

（七）扑粉法

🥄 处方 148

黄柏、五倍子各等量。

【用法】上药共研细末，撒扑患处，每天 1~2 次，连用至愈。

【适应证】湿热蕴肤证和脾虚湿蕴证。

【出处】韩家驹.《中医外治方药手册》陕西科学技术出版社.

二、综合外治法

熏洗兼涂擦法

🥄 处方 149

蜈蚣 10 条，土鳖虫、地龙各 6g。

【用法】将处方中药物烤干，研极细粉末，加香油或麻油适量搅匀，调成糊膏状，装玻璃瓶备用。用时以苦参 30g，地肤子、蛇床子、白鲜皮各 10g，黄芩 15g 煎水外洗患处，再搽油膏于患处，1 天 1 次，5 天为 1 个疗程。

【适应证】各型肾囊风。

【出处】《新中医》1986，（9）：8.

🥄 处方 150

黄柏、大黄各 10g，石菖蒲、白鲜皮、大风子、地肤子各 15g，苦参、银花各 20g，蝉蜕 1 只。

【用法】先将上方药物水煎取液，熏洗患处，1 天 3 次，每次 10 分钟，然后将黄柏 10g、青黛 30g、升华硫黄 5g 研为细末，撒糜烂面上，渗出结痂后改用香油调擦患处，1 天 2~3 次，至愈为止。

【适应证】肛门湿疹。

【出处】《四川中医》1987，（10）：41.

综合评按： 阴部湿疹主要以外治为主，临床上熏洗、坐浴、擦洗、湿敷最常用，可以祛湿止痒；扑粉法、粉剂涂擦法适用于糜烂渗出明显者。

本病临床上以阴囊湿疹多见，女性外阴湿疹较少，可参考阴囊湿疹治疗。肛门湿疹还应注意局部卫生，减少刺激。如有渗出糜烂，切勿搔抓，避免感染，酌加解毒清热之品。如有肥厚增生，应使用有一定刺激性的药物为宜。此外，本病的其他情况，请参照湿疹。

第十八节　银屑病

银屑病为常见慢性炎症性皮肤病，病因尚无确切定论，主要有遗传、感染、代谢障碍、内分泌影响、神经精神因素及免疫学紊乱等学说，临床以覆盖银白色鳞屑的大小不等的红斑、薄膜现象及点状出血为主要皮损特征。属中医学"白疕""松皮癣""干癣"等范畴。

1. 临床诊断

（1）大多为急性发病，初起皮疹大多为红色炎性丘疹，逐渐扩大至融合成片，边界清楚，可呈点滴状、钱币状、地图状、蛎壳状等。

（2）皮损覆盖银白色鳞屑，剥去鳞屑可见淡红色发亮的半透明薄膜及点状出血。

（3）皮损可发全身各处，轻者局限或散发，重者波及全身，以头皮、四肢伸侧多见。发于头皮者，破损处毛发成簇状，指（趾）甲受累可出现点状凹陷。

（4）患者有不同程度的瘙痒感。

（5）病程一般分进行期、静止期和消退期。过程缓慢，迁延数年，易反复发作。

除寻常型银屑病外，临床可见到脓疱型银屑病、关节病性银屑病、红皮病型银屑病等不同临床类型。

2. 中医分型

（1）血热风盛证：发病急骤，皮疹如点点红粟，迅速延及全身，伴咽痛、心烦、溲赤，舌质红苔薄白或薄黄，脉弦滑或浮数。相当于银屑病进行期。

（2）血虚风燥证：病程日久，皮疹淡红或暗褐，鳞屑迭起，甚则有皮肤折裂现象，伴大便秘结，舌质淡苔薄白或舌质红苔净，脉弦或弦细。夹瘀者皮疹可呈暗紫色，舌质紫暗或有瘀斑，相当于银屑病静止期。

（3）湿热化毒证：红斑上有较多细小脓疱，此起彼伏，轻者仅见手掌足跖等处，重者泛发全身，伴身热、烦渴，舌质红苔黄腻，脉滑数。

（4）风湿痹阻证：皮疹色淡红，伴关节肿痛，重者关节僵直畸形，舌质淡苔黄腻或白腻，脉弦数或滑数。

（5）毒热伤营证：全身皮肤潮红，大量脱屑，伴身热或壮热，面红目赤，口干舌燥，大便干结。舌质红绛，苔黄或黄腻，脉弦数。

一、药物外治法

（一）涂擦法

处方 151

黄柏膏：黄柏 30g，凡士林 70g。

【用法】将处方中黄柏研细末，凡士林调和成膏。每天 1~2 次，薄涂患处，可反复使用。

【适应证】银屑病之血热风盛证。

【出处】李曰庆.《中医外科学》中国中医药出版社.

处方 152

红粉膏：当归 30g，白芷 9g，姜黄 9g，甘草 30g，轻粉 6g，冰片 6g，蜂白蜡 90~125g，红粉 6g。

【用法】先将前 4 种药浸泡麻油内 3 天，然后在炉火上熬至枯黄，离火去渣，加入轻粉、冰片（预先研末），再加入蜂白蜡熔化（夏天加 125g、冬天加 90g），最后加红粉调成膏。每天 2 次，涂擦皮损。

【适应证】银屑病之血虚风燥证。

【注意事项】涂药时先涂小片皮损，无不良反应时，方可继续使用。本品有毒，因方内含一定量汞剂，大面积皮损应慎用，不可长期使用，孕妇禁用。

【出处】中国中医研究院广安门医院.《朱仁康临床经验集》人民卫生出版社.

处方 153

生川乌、生草乌、雄黄、辛夷、蛇床子各 20g，斑蝥、巴豆各 10g。

【用法】将上药放入半斤白酒和半斤陈醋内浸泡 7 天后，取浸泡液每天涂擦 1 次，可连续用药。

【适应证】银屑病之血虚风燥证。

【注意事项】①本方中生川乌、生草乌、斑蝥均有毒，切勿误食或将分泌物误入眼睛或涂擦正常皮肤。②涂药时先涂小片皮损，无不良反应时，方可继续使用；如有不良反应立即停用；切勿大面积使用。③本方不适合长期使用，注意保护正常皮肤，孕妇禁用。

【出处】《中医杂志》1983，24（2）：41.

处方 154

复方升汞涂膜剂：升汞 5g，水杨酸 50g，蓖麻油 20g，甲醛溶液 5g，聚乙烯醇 40g，蒸馏水 400ml，75% 乙醇溶液适量。

【用法】先将聚乙烯醇溶于水（稍加热至熔），将水杨酸、升汞加入适量 75% 乙醇溶液中，溶解后过滤，并加入蓖麻油、甲醛溶液不断搅拌，缓缓加入 75% 乙醇溶液至 1000ml，装瓶备用。外搽于皮损之上，每天 2 次，连续使用 1 个月为 1 个疗程。

【适应证】银屑病见皮损较厚、瘙痒较甚者。

【注意事项】本品有刺激性，先以少量涂搽小片皮损，如有刺激反应，应立即停用；如无不良反应，可继续使用。本品为含汞制剂，不可大面积使用，不可长期使用，孕妇禁用。

【出处】《临床皮肤科杂志》1986，15（3）：152.

处方 155

消银油：蜈蚣 5 条，乌梢蛇、乌梅、石榴皮、红花、三棱、莪术、木香各 20g，紫草、黄柏、银花藤各 30g，菜油 500g。

【用法】将上药浸泡 2 小时后，用文火煎至药枯，用纱布过滤，取药液贮瓶备用。用时取药液涂于皮损处，再反复摩擦局部 5~10 分钟，每天 1~2 次，1 个月为 1 个疗程。

【适应证】银屑病之血虚风燥证。

【出处】《辽宁中医杂志》1989，13（5）：27.

（二）熏洗法

🥣 处方 156

蛇床子、生大黄、大风子、白鲜皮、鹤虱草各 15g，苦参 30g，黄柏、生杏仁、枯矾、朴硝、蝉衣、蜂房各 9g，丹皮 12g。

【用法】将上药煎汤，趁热熏洗患处，每天 1~2 次。视皮损发展情况可连续使用。

【适应证】各型银屑病。

【出处】《山东中医学院学报》1980，（4）：47.

（三）沐浴法

🥣 处方 157

银屑病溶液：枯矾、川椒各 120g，朴硝 500g，野菊花 250g。

【用法】上药加水 10L，煮沸过滤后趁热洗浴，每天 1 次。

【适应证】各型银屑病。

【出处】梁剑辉.《常见皮肤病中医治疗简编》人民卫生出版社.

（四）耳穴埋药法

🥣 处方 158

艾炭、血余炭、野菊花、马齿苋、地榆、苦参、蛇蜕、大风子、乳香、没药。

【用法】将上述中药煅后研成细末备用。对耳部的肺、心穴处皮肤常规消毒，划一长 2~3mm 的小口，使微有血出，随即把锻成末之中药涂于切口处，再以无菌棉球覆盖、固定，使药物不至脱落。1 周割治埋药 1 次，5 次为 1 个疗程。如皮损瘙痒影响睡眠，可配耳部神门穴。

【适应证】各型银屑病。

【出处】《辽宁中医杂志》1987，（07）：38.

【注意事项】严格无菌操作，防止继发感染。割治时慎重，避免划破耳廓软骨。耳背割治时患者偶有头晕现象，平卧可自然缓解。治疗期间忌食牛肉、羊肉、鱼虾、辛辣等食物。

（五）烟熏法

处方 159

蓖麻子、蛇床子、祁艾各 30g，苏子、苦杏仁各 15g，银杏、苦参子各 12g。

【用法】诸药同研细末，放于厚草纸上，卷成药捻，点燃后熏皮损处，每天 1~2 次，每次 15~30 分钟。依皮损情况可连续使用。

【适应证】银屑病之血虚风燥证。

【注意事项】对药烟过敏者禁用。

【出处】刘道清.《中国民间疗法》中原农民出版社.

（六）热烘法

处方 160

麻油 250g，黄蜡 50g，轻粉 15g，雄黄 30g，东丹 4g。

【用法】将麻油煎沸后，入黄蜡，再煎至无黄沫时，将轻粉、雄黄、东丹诸药末渐渐投入，调成膏。将少许药膏薄涂患处，用电吹风吹局部，每天 1 次，每次 25 分钟。烘毕即可将药膏擦去，不再涂药。视皮损情况可连续使用。

【适应证】银屑病之血虚风燥证。

【注意事项】本品有毒，不可长期使用，对本药膏过敏者及孕妇禁用。

【出处】《山东中医杂志》1986，4：52.

（七）敷脐法

处方 161

去屑丸：马钱子 35g，朱砂 6g，核桃仁 12 个，水银 35g。

【用法】将马钱子放入香油或豆油中炸，炸鼓后轧成粉末。将核桃仁入铁锅内炒焦轧细。将朱砂与诸药末拌匀，放入水银做成 15 个鸡蛋大小的药丸备用，水银需先用适量香油单独研好后再用。患者清洗肚脐，将 1 药丸放入肚脐固定，24 小时后换新药丸，用过的药丸还可用来外擦局部皮损。疗程 48 天左右。

【适应证】各型银屑病。

【注意事项】应注意汞吸收中毒、马钱子中毒的可能性，须在医师指导下使用，必要时需测定尿中汞含量，不可长期使用，孕妇禁用。

【出处】《山东中医杂志》1989，8（1）：21.

二、非药物外治法

（一）毫针疗法

处方 162

主穴：合谷、三阴交、血海、曲池、皮损局部。配穴：瘙痒、皮损多发于四肢者加风市；多发于头皮者加风池；多发于躯干者加风门；皮损局部有灼热感者，在皮损周围用较粗的毫针刺出血；病情反复难愈或病程长者加肺俞、膈俞、足三里；失眠者加神门。

【操作】皮损局部采用"围刺法"，即根据皮损大小，在其周围取 4~6 点，针尖由皮损边缘向中心平刺；合谷、曲池、血海、风市、风池、风门、神门等穴均用泻法，三阴交、肺俞、膈俞、足三里用补法。留针 30 分钟，每天 1 次，10 次为 1 个疗程。治疗 3~5 个疗程后观察疗效。

【适应证】银屑病之血热风盛证和血虚风燥证。

【出处】《中国针灸》1999，（3）：157–158.

（二）埋线疗法

处方 163

取患者脊椎旁开 2 寸，第 7 颈椎~第 2 骶椎 5 等分，两侧共 10 个埋线点，用 2% 甲紫液标记。

【操作】令患者反坐靠背椅，两臂及头趴在椅背上，充分暴露背及臀部。埋线点常规皮肤消毒，用 2% 利多卡因注射液局部麻醉。左手拇、食指绷紧进针部位皮肤，右手执腰椎穿刺针快速向脊柱方向稍斜刺入选穴部位的皮下，缓慢退针，边退针边推进针芯，将预先装进去的长约 1.5cm 的医用羊肠线（0~2 号）留置于皮肤内。拔针后，不能有线头外漏。注入后，在针孔处涂 2% 碘酊，用干棉球压迫片刻，以创可贴固定。每两周 1 次，3 次为

1 个疗程。

【适应证】银屑病之血热风盛证和血虚风燥证。

【注意事项】埋线后忌酒、辛辣等刺激性食物，1 周内禁止洗澡。

【出处】《四川中医》2005，23（4）：74-75.

（三）耳背割治法

处方 164

耳背肺、脾、肝和耳背沟。

【操作】先用 2% 碘酒消毒一侧耳背皮肤，再用 75% 的乙醇溶液给予脱碘。用一只手的拇指与食指夹紧耳朵外缘，拉平耳背，中指顶于内侧，另一只手持手术刀片，迅速而稳准在耳背中央皮肤绷紧处，即耳背肺、脾、肝和耳背沟的位置，横向划割约 1cm 长的切口，不可太深，以免伤及软骨，令其出血约 0.5 天为度。然后用消毒棉签擦去血液，盖以消毒敷料，贴上胶布即可。3 天内局部不要沾水与挤压。一般 7 天治疗 1 次，5 次为 1 个疗程，治疗 2 个疗程。

【适应证】银屑病之血热风盛证和血虚风燥证。

【注意事项】治疗期间嘱患者忌食牛羊肉、鱼虾海味、辛辣食物等，忌饮酒。

【出处】《内蒙古中医药》2011，（7）：80-81.

（四）穴位注射疗法

处方 165

双侧足三里。

【操作】取双侧足三里，交替使用，每穴注入药液 2ml，每天 1 次直至痊愈。一般 2~3 次可见效，平均 22.5 天痊愈。

【适应证】各型银屑病。

【出处】《临床皮肤科杂志》1988，17（2）：109.

三、综合外治法

（一）刺络放血疗法兼拔罐疗法

处方 166

大椎、肺俞、心俞、膈俞、肝俞、脾俞。

【操作】每次必取大椎穴，其余膀胱经腧穴左右交替取用。先用铍针割治 0.8~1.9cm，割两道平行切口，方向与脊柱垂直。然后拔火罐，留罐 15 分钟，以血凝为度。放血量平均每穴 5~8ml，每次共放血 30~50ml。以上治疗每周两次，4 周为 1 个疗程。

【适应证】白疕之血热风盛证。

【出处】《新疆中医药》2009，27（5）：13-15.

（二）沐浴法兼激光

处方 167

当归、丹参、地肤子、夏枯草、黄柏、白鲜皮、土茯苓、大青叶等 10 余味中草各 30g。

【操作】取上述中药煎液 4 升，加 10 倍温水（水温以患者感到适宜为准）混合，泡浴 30 分钟；出浴后立刻全身照射 UVB 治疗。每天 1 次，约 10 次为 1 个疗程，2 个疗程治疗后行疗效判定。

【适应证】寻常型白疕。

【出处】《陕西中医》2012，33（7）：860-861.

（三）梅花针叩刺兼艾条灸

处方 168

五月干艾叶适量，硫黄粉 3g，白芷、木香、独活各 10g，冰片 1g。

【操作】上药研细末入艾绒混匀，卷作拇指粗 15cm 长的药艾条备用。先用温水尽量将鳞屑洗去，抹干，常规消毒后，以梅花针轻扣局部，以有细小出血点为度。点燃药艾条，熏灸患处，每次 15~20 分钟，最后将药艾灰涂抹患处。每天 1 次，7 天为 1 个疗程。可连用 2~3 个疗程。

【适应证】各型白疕。

【出处】《新中医》1988，20（1）：39.

（四）毫针法兼贴棉灸

🥣 处方 169

肺俞、心俞、膈俞、肝俞、肾俞。

【操作】①选用 0.25mm×40mm 规格的一次性无菌针灸针，取肺俞、心俞、膈俞、肝俞向脊柱方向斜刺 45°，进针 0.5~0.8 寸，肾俞直刺，进针 1~1.2 寸，以局部酸胀感为度，各穴位均采用平补平泻手法，留针 20 分钟。②皮损局部治疗：选取 1~2 处边界清楚的斑片状皮损，以碘伏棉球消毒，用消毒后的皮肤针叩刺至微出血，再用消毒干棉球擦净血迹。然后将消毒棉撕成蝉翼状薄片（中间不能有空洞）平铺于其上，点燃，使火焰从皮损上一闪而过，此为 1 壮。每处灸 2 壮，面积较大的皮损则分次铺棉灸。每周治疗 3 次，2 周为 1 个疗程，共治疗 4 个疗程。

【适应证】进行期寻常型白疕。

【出处】《中医杂志》2011，52（8）670–673.

综合评按：银屑病的治疗是皮肤病学领域一个较为棘手的难题，有关临床报道颇多，治疗手段各异，其中外治疗法占有极重要的位置。所选涂擦、熏洗、沐浴、烟熏、热烘等疗法均直接作用于皮损，改善自觉症状，促使皮损消退。穴位注射法发挥经穴和药物对疾病的综合效能；针灸、拔罐、埋线通过全身的调整作用而收效。此外窄谱 UVB 是目前一种有效的外治手段，可以根据情况配合使用，以提高临床疗效。临床上可根据皮损的轻重，选用合适的外治法，辨证施治，配合不同的内服药物，内外合治能大大提高临床疗效，增加患者的满意度。

由于银屑病是一种顽固性疾病，一般疗程较长，在选方用药上须慎重，对于急性进行期的皮损切忌选用刺激性强的局部治疗方法，以免诱发红皮病。对于迁延日久的静止期皮损，用药时要考虑到药物经皮肤吸收后对全身的影响。外感、饮酒、长期的精神压力均易导致银屑病的诱发和加重，故忌食辛辣、牛羊鱼虾等辛发之品，预防感染和外伤，气候交替时要注意预防感冒、咽炎、扁桃体炎，适当参加户外活动，释放压力，增强体质，对促进此病的痊愈、减少复发起着至关重要的作用。

第十九节 神经性皮炎

神经性皮炎是常见慢性病，病因不明，但与神经精神因素有明显关系，以皮肤苔藓样变及剧烈瘙痒为临床特征。属中医学的"牛皮癣""摄领疮""苔藓"范畴。

1. 临床诊断

（1）初起自觉皮肤瘙痒，经反复搔抓后出现扁平圆形或多角形丘疹，密集成群，历时稍久，则相互融合，呈典型苔藓化斑片。皮损境界清晰，呈正常皮色或淡褐色，可伴色素沉着。

（2）好发于颈后、颈侧、肘窝、腘窝、股内侧、尾骶部、腕、踝等易摩擦部位。

（3）阵发性剧烈瘙痒，夜间尤甚，搔抓后可造成表皮剥失，引起湿疹样变及继发性感染。

（4）病程缓慢，多年不愈，易复发。

根据皮损分布的范围，分为局限性神经性皮炎和泛发性神经性皮炎。

2. 中医分型

（1）肝郁化火证：皮损色红，伴烦躁易怒，夜寐不安，失眠多梦，眩晕，心悸，口苦咽干。舌边尖红，脉弦数。

（2）风湿蕴肤型：皮损呈淡褐色片状，肥厚粗糙，剧痒时作，夜间尤甚；舌淡红，苔薄白或白腻，脉濡缓。

（3）血虚风燥型：皮损暗褐，粗糙肥厚，巨痒难忍，舌质淡苔薄白，脉细滑。

一、药物外治法

（一）涂擦法

处方 170

皮癣膏：黄柏、白芷、轻粉各 25g，煅石膏、蛤粉、五倍子各 30g，硫黄、雄黄、铜绿、章丹各 15g，枯矾、胆矾各 6g。

【用法】以上各药均取净末，研和极匀，加凡士林 500g，调和成膏。每天 1~2 次，涂擦患处。视皮损情况可连续使用。

【适应证】神经性皮炎之血虚风燥证和肝郁化火证。

【注意事项】本品有毒，不可长期使用，对本品过敏及孕妇禁用。

【出处】中国中医研究院广安门医院 .《朱仁康临床经验集》人民卫生出版社 .

处方 171

土鳖子 30g（去外壳），陈醋 250ml。

【用法】先把土鳖子研成细末，放陈醋内浸泡 7 天，每天摇动 1 次。用棉签或毛刷浸蘸药液涂擦皮肤，每天两次，7 天为 1 个疗程。一般 1~2 个疗程即愈。

【适应证】神经性皮炎之血虚风燥证和肝郁化火证。

【注意事项】本品有毒，不可长期使用，孕妇及对本品过敏者禁用。

【出处】《陕西中医》1988，9（7）：320.

处方 172

雄黄 3g，巴豆（去外壳 30g）

【用法】上药捣碎拌和，用四层纱布包扎后，反复擦患处，每天 3~4 次，每次 1~2 分钟，直至痒感消退为止。

【适应证】各型神经性皮炎。

【注意事项】本品有毒，不可长期使用，孕妇及对本品过敏者禁用。

【出处】《上海中医药杂志》1982，6：31.

（二）敷药法

处方 173

土荆皮、蛇床子、百部根各 30g，五倍子 24g，密陀僧 18g，轻粉 6g。

【用法】上药共研细末，用时以皂角水洗患处，再以醋调药粉成糊状，敷于患处，每天 1 次，直至痊愈。

【适应证】各型神经性皮炎。

【注意事项】初用时，局部有轻微刺激感，2~3 天自行消失，对本品过敏者禁用。

【出处】黄宗勖.《常见病中草药外治疗法》江西人民出版社.

（三）熏洗法

处方 174

蛇床子、苦参、牛蒡子、防风、芥穗、泽兰、赤芍、川椒、白鲜皮、鹤虱、生川乌、生草乌、皂角各 15g，丹皮 10g，大风子 25g。

【用法】上药共为粗末，用纱布包扎好，加水煎煮后，过滤去渣，以药液趁热熏洗或渍渍患处，每天 2 次，每次 1~2 小时，直至痊愈。

【适应证】各型神经性皮炎。

【注意事项】本品有毒，切勿误食，不可长期使用，孕妇禁用。

【出处】彭洁.《熏洗疗法》广西科学技术出版社.

（四）烟熏法

处方 175

苍术、黄柏、苦参、防风各 10g，大风子、白鲜皮各 30g，松香、鹤虱草各 12g，五倍子 15g。

【用法】上药共研细末，用厚草纸卷成药捻，点燃熏患处，每次 15~30 分钟，每天 1~2 次，直至痊愈。

【适应证】各型神经性皮炎。

【出处】刘道清.《中国民间疗法》中原农民出版社.

（五）发泡法

处方 176

半斑散：生半夏、斑蝥、白狼毒各等份。

【用法】上药共研极细末，以适量米醋调成糊状涂擦患处，敷药后局部有刺激感，遂起水疱，24 小时后水疱消失，继而结痂，痂掉后皮损痊愈。

【适应证】各型神经性皮炎。

【注意事项】①斑蝥、生半夏有毒，切勿误食或将分泌物误入眼睛或正常皮肤。②涂药时先涂小片皮损，无不良反应时，方可继续使用；如有不良反应立即停用；切勿大面积使用。③此品不适合长期使用，注意保护正常皮肤，孕妇禁用。

【出处】《中西医结合杂志》1984，4（8）：498.

（六）热熨法

处方 177

苍术、黄柏、苦参、防风、独活、五味子、白鲜皮、大风子各等量。

【用法】上药拌匀后分装两布袋（药量与布袋大小视皮损之大小而定），放在蒸笼内蒸熟，敷于皮损上，冷即更换，交替热敷 1 小时左右，每天 1 次，直至痊愈。每料药可连用 6~7 天。

【适应证】神经性皮炎之风湿蕴肤证。

【出处】黄宗勖.《常见病中草药外治疗法》江西人民出版社.

二、非药物外治法

（一）艾灸疗法

处方 178

血海、曲池、三阴交。

【操作】取上述穴位以艾条悬灸，每穴 5~10 分钟。

【适应证】各型神经性皮炎。

【出处】朱坤福，祝蕾，杨海珍.《中国灸疗学》中国古籍出版社.

（二）壮医药线点灸疗法

处方 179

主穴：阿是穴、曲池、合谷、血海、膈俞、天井。阴证加脾俞、三阴交、足三里；阳证加太渊、风池、肝俞、太冲。

【操作】每天施灸 1 次，7 天为 1 个疗程。以愈为度。

【适应证】各型神经性皮炎。

【出处】滕红丽，林辰.《药线点灸疗法》人民卫生出版社.

（三）火针疗法

处方 180

皮损局部。

【操作】用 75% 乙醇溶液消毒皮损处，将直径 0.8mm 的火针在酒精灯的外焰处烧至通红后，快速垂直点刺患部，深度为 0.1~0.2cm，留针 2 秒左右即出针，点刺间隙距离约 0.5cm，由皮损边缘逐渐向中心点刺，皮损增厚明显处可稍密集性点刺，针数多少依据患者皮损大小而定。操作过程中如有渗液或出血，局部用干棉球按压止血。治疗过程中可根据患者的瘙痒程度，每 2~3 天用火针点刺 1 次，4 周为一个疗程。

【适应证】各型神经性皮炎。

【出处】《西部中医药》2016，29（5）.

（四）埋线疗法

处方 181

肺俞（双）、心俞（双）、大椎、灵台、曲池（双）、足三里（双）。

【操作】将无菌可吸收羊肠线（0 号）剪成 3cm 左右，用生理盐水冲洗干净，放无菌盒内备用。患者摆好体位，皮损处用碘伏严格消毒后，用 10ml 一次性注射器抽取 2% 盐酸利多卡因注射液 3ml、0.9% 氯化钠注射液 7ml，对施术穴位进行局部麻醉。麻妥后，用专用三角埋线针将一段 3cm 长的羊肠线埋入穴位的肌肉层。埋入后牵拉挤压针孔，一可以排出局部瘀血，二可检查线头是否露于皮下。露于皮下的要用镊子夹出重埋。最后将针孔以碘伏消毒，创可贴外敷，3 天内不要着水。每隔 20 天治疗 1 次，一般根据病情需要治疗 3~5 次。

【适应证】各型神经性皮炎。

【出处】《针灸临床杂志》2012，28（1）.

（五）刮痧疗法

处方 182

风池、大椎、曲池、合谷、委中、血海、三阴交。

【操作】采用拍痧法，用拍痧板依序拍打颈部风池、大椎，背部膈俞，上肢曲池、合谷，下肢委中、血海、三阴交，然后指揉风池。力度中等，采用平补平泻法。每天 1 次，5 天为 1 个疗程。

【适应证】各型牛皮癣。

【出处】《河北中医》2006，28（9）.

（六）杨氏贴棉灸

处方 183

取阿是穴（皮损处）。

【操作】先将皮损部位常规消毒，用皮肤针叩刺至皮损处潮红或微出血，擦去血污。以优质脱脂棉少许，摊开状如蝉翼的薄片（不能有空洞），相当于皮损部大小，覆盖于皮损之上，用火柴点燃，令火一闪而过，迅速燃完，此为 1 次。视皮损情况灸 3~5 次。隔日治疗 1 次，1 个月为 1 个疗程，每周观察 1 次，1 个疗程期间观察 4 次。

【适应证】各型神经性皮炎。

【出处】《中国针灸》2002，27（3）.

综合评按：牛皮癣是一种慢性皮肤功能障碍性疾病，发病与精神因素、胃肠道功能障碍、内分泌失调、饮食及局部刺激等诸多因素有关，病情顽固，不易根除，常反复发作。除根据不同症状辨证施治，以内服药物加以调整外，中药外治法对该病具有显著治疗效果。涂擦、敷药、熏洗、发泡、烟熏、热熨诸法各具特色，利于消除症状，促使皮损痊愈。埋线、火针、刮痧、艾灸、杨氏贴棉灸通过对穴位的刺激产生全身调整作用，临床报道有效率为80%~95.3%，可视患者病情严重程度、发病部位灵活选用。

神经性皮炎发病和加重的主要因素是精神因素和局部刺激，因此治疗中忌食辛辣、忌饮酒，少食鱼虾海鲜等辛发之品，多食新鲜的蔬菜、水果，禁止搔抓摩擦；要经常外出锻炼，放松心情，调畅情志，劳逸结合，积极配合治疗，方能取得满意疗效。

第二十节　皮肤瘙痒症

皮肤瘙痒症是一种仅有皮肤瘙痒而无原发性损害的皮肤病，可分全身与局部两种。中医文献中称为"风瘙痒""阴痒""谷道痒"。

1. 临床诊断

（1）无原发性皮疹，仅有条状抓痕，进而出现搓破、渗液、结痂等继发性损害，日久可呈湿疹样变，色素沉着，或色素减退。

（2）瘙痒是阵发性，并伴有蚁行、烧灼等感觉，常因情绪、温度、衣服等刺激而诱发或加重。

（3）成年人及老年人多见，冬季发病较多。

2. 中医分型

（1）风热血热证：皮肤瘙痒剧烈，遇热更甚，皮肤抓破后有血痂；伴心烦，口渴，大便干燥；舌质红，苔薄黄，脉浮数。

（2）湿热内蕴证：瘙痒不止，抓破后继发感染或湿疹样变；伴口干口苦，胸胁闷胀，纳谷不香，小便黄赤，大便秘结，舌质红，苔黄腻，脉滑数。

（3）血虚肝旺证：一般老年人多见，病程日久，皮肤干燥，抓破后有少量脱屑，血痕累累，如情绪波动可引起发作或瘙痒加剧；伴头晕眼花，失眠多梦，舌红，苔薄，脉细数。

一、药物外治法

（一）擦洗法

处方 184

苍耳草、艾叶各 50g，蜂房、白鲜皮、苦参、地肤子、川槿皮各 30g，川椒、白矾各 20g。

【用法】上药水煎滤渣，将药液趁热外洗，每天 1 剂，日洗 1~2 次，每次搓擦 15~20 分钟，7 天为 1 个疗程，一般 2~3 个疗程即效。

【适应证】皮肤瘙痒证之湿热内蕴证。

【出处】《新中医》1986，（10）：45.

（二）涂擦法

处方 185

蛇床子药酒：蛇床子 60g。

【用法】将上药泡于 350ml 75% 乙醇溶液中，5~7 天后过滤去渣，外涂患处，每天 3 次，治疗 7 天为 1 个疗程。

【适应证】各型风瘙痒，皮损比较局限者。

【出处】西安医学院第一、二附属医院皮肤科、药剂科.《皮肤病方剂药物手册》陕西科学技术出版社.

处方 186

青黛散。

【用法】将肛门洗净，取少许药粉涂擦肛门瘙痒处，1 天 1~2 次，5 天为 1 个疗程，一般连用 5 天可愈。

【适应证】风瘙痒之湿热内蕴证。

【出处】《四川中医》1990，（6）：43.

（三）熏洗法

🥣 处方 187

苦参 60g，地肤子 30g，白鲜皮 40g，蛇床子 40g，鹤虱 30g，大风子 20g，露蜂房 15g，川大黄 20g，生杏仁 15g，枯矾 15g，黄柏 15g。

【用法】上方煎汤熏洗局部，1 天 1 次，每次 1 小时，10 天为 1 个疗程。

【适应证】各型风瘙痒。

【出处】刘道清.《中国民间疗法》中原农民出版社.

🥣 处方 188

苦参 30g，地肤子、蛇床子各 16g，黄柏、蝉衣各 10g。

【用法】上方煎汤熏洗局部。1 天 1 次，每次 1 小时，10 天为 1 个疗程。

【适应证】各型风瘙痒。

【出处】《北京中医》1986，（3）：64.

（四）沐浴法

🥣 处方 189

防风 30g，川羌 25g，荆芥 20g，地肤子 40g，蛇床子 60g，川乌 10g，草乌 10g，浮萍 100g，生地 30g。

【用法】上方中药加水煎取药液，注入浴盆，加水稀释，调整水温为 40~50℃，沐浴 15~20 分钟，1 天 1~2 次，5~7 天为 1 个疗程。

【适应证】各型风瘙痒。

【注意事项】本品有毒，不可长期使用，孕妇禁用。

【出处】刘道清.《中国民间疗法》中原农民出版社.

🥣 处方 190

止痒浴剂：枯矾 120g，川椒 120g，朴硝 500g，野菊花 250g。

【用法】上方中药加水煎取药液，注入浴盆，加水稀释，调整水温为 40~50℃，沐浴 15~20 分钟，1 天 1~2 次，5~7 天 1 个疗程。

【适应证】各型风瘙痒。

【出处】赵天恩，马世尧.《皮肤科外用药物手册》山东科学技术出

版社 .

（五）敷脐法

⚗ 处方 191

红花、桃仁、杏仁、生栀子、荆芥、地肤子各等量。

【用法】上药共研细末，加蜂蜜调成糊状，摊成 3cm×3cm×1cm 之药饼，敷贴脐部，外用伤湿膏或胶布固定。1 天 1 次，5 天为 1 个疗程。

【适应证】各型风瘙痒。

【出处】韩家驹.《中医外治方药手册》陕西科学技术出版社 .

二、非药物外治法

壮医药线点灸疗法

⚗ 处方 192

至阳、屋翳、大陵、足临泣、风市、关元、阴廉。

【操作】上身瘙痒者，加灸手三里；下身瘙痒者，加灸血海；皮疹瘙痒者，加灸长子穴。每天施灸 1~2 次，以愈为度。

【适应证】各型风瘙痒。

【出处】滕红丽，林辰.《药线点灸疗法》人民卫生出版社 .

综合评按：本病的发生原因较复杂，泛发性皮肤瘙痒症多与外界因素刺激和一些慢性疾病有关，如糖尿病、尿毒症、甲状腺功能异常、肝胆疾病等；局限性瘙痒多与局部摩擦刺激、多汗潮湿、细菌及寄生虫感染、神经官能症等相关。针对局限性瘙痒多采用外治方法可取效，临床上常用熏洗、沐浴、擦洗等。如涂擦法针对局部病灶常被选用；敷脐疗法针对小儿瘙痒性疾病常被选用，简便易操作，容易取效；壮医药线点灸是壮医特色疗法，针对瘙痒性疾病辨证选用，有效率很高；泛发性皮肤瘙痒症多顽固，需积极寻找原因，治疗原发疾病。

第二十一节　荨麻疹

荨麻疹是由于皮肤黏膜小血管扩张及渗透性增加而出现的一种局限性水肿反应。病因复杂，不易查明。临床以红色或白色风团为主要皮损特征，属中医学"瘾疹""赤白油风"范畴。俗称"风疹块""风疙瘩"。

1. 临床诊断

（1）常先有皮肤瘙痒，随即出现红色或白色风团。风团大小形态不一，发生部位不定。

（2）风团持续数分钟至数小时，可自行消退，不留痕迹。常反复或成批发出。

（3）部分患者皮肤划痕试验阳性。

（4）自觉皮肤瘙痒及灼热感，严重者可伴全身症状，如高热、头痛、哮喘、喉头水肿、恶心、呕吐、腹痛、腹泻，甚至发生过敏性休克。

短期内痊愈者为急性荨麻疹，反复发作数月以上者为慢性荨麻疹。根据发病诱因及临床表现，可分为蛋白胨型荨麻疹、血清病性荨麻疹、压力性荨麻疹、冷激性荨麻疹、热激性荨麻疹、日光性荨麻疹、胆碱能性荨麻疹等特殊类型。

2. 中医分型

（1）风热犯表型：发病急骤，皮疹色红，皮肤灼热，瘙痒颇剧，得热加重，遇冷减轻。伴咽喉红肿，口渴心烦，舌质红，苔薄黄，脉浮数。

（2）风寒束表型：疹色淡红或苍白，遇冷或受风后加剧，遇热则缓，以暴露部位严重，可伴有恶风畏寒，舌质胖淡，苔薄白，脉浮紧或沉缓。

（3）胃肠湿热型：身发风团或赤或白，伴纳呆、恶心呕吐、腹痛腹胀，便溏。舌质淡苔白腻或舌质红苔黄腻，脉弦缓或滑数。

（4）血虚风燥型：病程日久，反复发作，午后或夜间加剧，伴心烦易怒，口干，手足心热，舌红少津，脉细。

一、药物外治法

（一）熏洗法

🥣 处方 193

黄倍煎：黄芪 20g，当归 15g，大黄 9g，五倍子 10g，白鲜皮 15g，防风 12g，黄柏 9g，夜交藤 25g。

【用法】以 3 倍剂量的黄倍煎剂煎汤熏洗，熏洗时加冰片 2g，薄荷脑 2g。病情严重者，1 天熏洗 2 次（每次时间以 20 分钟为宜），一般情况 1 天熏洗 1 次，时间以 20 分钟为宜。7 天为 1 个疗程。

【适应证】慢性荨麻疹。

【注意事项】熏洗的过程中注意保暖，避风寒。

【出处】《中医外治杂志》2016，25（3）：27-28.

（二）熏蒸法

🥣 处方 194

苦参、白鲜皮、当归、丹皮、地肤子、蝉衣、防风、蛇床子、乌梢蛇、土茯苓、紫草、丹参、红花各 30g。

【用法】将上药放入熏蒸机煮药锅内，加适量冷水，接通电源煮药，待药已沸，汽箱内温度达 40℃时，让患者脱光衣裤，坐在汽箱内，头伸出软罩外，上用盖板盖好，扎好颈圈，关好门。每次治疗 20~30 分钟，汽箱温度控制在 38~40℃之间，每天 1 次，8 天为 1 个疗程。

【注意事项】熏蒸后，注意保暖，避免感受风寒和潮湿。

【适应证】慢性荨麻疹。

【出处】《湖北中医杂志》1996，18（6）：25.

🥣 处方 195

五味子、白术、防风、白芍、蛇床子、地肤子、苦参、苍术、透骨草各 15g，黄芪 30g，桂枝 9g，干姜 10g。

【用法】上药加水 1500ml，置于熏蒸机蒸锅内，煮沸 15 分钟后，患者进入舱内，取仰卧位，熏蒸 20~25 分钟，每天 1 次。5~7 天为 1 个疗程。一般治疗 2~3 个疗程。

【适应证】慢性荨麻疹。

【出处】《中国医药指南》2008，6（4）：88.

（三）擦洗法

处方 196

紫背浮萍（鲜品加倍）100g，蚕沙 100g。

【用法】上药包煎至沸后约 10 分钟，取汁 3000~5000ml，待温后用干净毛巾蘸药汁，从头部向下肢擦洗，每天 1~2 次，每次 10~15 分钟。

【适应证】各型瘾疹。

【出处】《广西中医药》1988，1：47.

（四）沐浴法

处方 197

活蟾蜍 3~4 只。

【用法】取蟾蜍去其内脏，洗净后加水煎至极烂，用纱布过滤去渣，留汤淋洗患处。

【适应证】各型瘾疹。

【注意事项】本品有毒，不可误入口眼，孕妇禁用。

【出处】程运乾 .《中医皮肤病学简编》陕西人民出版社 .

（五）涂擦法

处方 198

荆芥穗 30g。

【用法】取上药研成细粉，用纱布包裹，扑撒在皮肤上，并用手来回揉搓，至皮肤发热为度。

【适应证】瘾疹之风寒束表证和风热犯表证。

【出处】范正祥 .《常见病简易疗法手册》人民卫生出版社 .

处方 199

止痒酊：蛇床子、百部各 25g。

【用法】用 50% 乙醇溶液浸泡诸药 24 小时，过滤装瓶备用。每天涂擦患处 3~5 次，有明显的止痒作用。

【适应证】各型瘾疹。

【出处】梁剑辉.《常见皮肤病中医治疗简编》人民卫生出版社.

（六）热熨法

处方 200

麦麸 250g，醋 500ml。

【用法】将上药混合并搅拌均匀，入铁锅内炒热，装入布袋，搓擦患处。

【适应证】瘾疹之风寒束表证。

【出处】刘道清.《中国民间疗法》中原农民出版社.

（七）敷脐法

处方 201

苦参 30g，防风 15g，马来酸氯苯那敏 30g。

【用法】将上药各自单独研为细末，分别装瓶贮藏，密封备用。临用前各取 10g 混合均匀，填入脐窝，以纱布覆盖，胶布固定。每天 1 次，10 天为 1 个疗程，连续用至痊愈为止。

【适应证】各型瘾疹。

【出处】谭支绍.《中医药物贴脐疗法》广西科学技术出版社.

二、非药物外治法

（一）艾灸疗法

处方 202

曲池、合谷、血海、风市、三阴交。

【操作】取上述穴位进行艾炷灸，风热型加大椎，风湿型加阴陵泉。每穴灸 5~10 壮，每天 2 次。亦可用艾条悬灸。

【适应证】各型瘾疹。

【出处】朱坤福，祝蕾，杨海珍.《中国灸疗学》中国古籍出版社.

处方 203

带脉。

【操作】患者取侧卧位。取艾条 1 根，将艾条下端点燃，从患者肚脐开始沿带脉循行环绕身体 1 周，采用悬灸法。先灸背侧，待局部红晕扩散至整个腰间，再灸腹侧，令腹部充满热感后，在双侧带脉穴停滞时间稍长（2~3 分钟），每天治疗 1 次。共治疗 4 周，分别在治疗 2 周、4 周后判定疗效。

【适应证】慢性荨麻疹。

【注意事项】嘱患者忌食海鲜、辛辣食物。

【出处】《中国艾灸》2011，31（11）：991~992.

处方 204

神阙。

【操作】取神阙穴，将点燃的药条置于灸盒的圆孔中，使其距离灸盒底部 2~3cm，并用大头针固定艾条；将灸盒放置患者脐部，火头对准神阙穴施灸 15 分钟，灸至皮肤发红、深部组织发热为度。取下大头针，熄灭艾条，放置干燥处备用。每天 1 次。

【适应证】荨麻疹之风寒束表证。

【注意事项】注意随时查看并询问患者感觉以防灼伤。

【出处】《上海针灸杂志》2012，31（2）：107-109.

三、综合外治法

刺络放血疗法兼拔罐疗法

处方 205

曲池、内关、血海、三阴交。

【操作】患者取平卧位，取曲池、内关、血海、三阴交，对穴位常规消毒，用 0.30mm×40mm 毫针常规针刺，得气后行提插捻转泻法，留针 30 分钟；再取俯卧位，取肺俞、膈俞，对穴位常规消毒，用无菌三棱针点刺，拔火罐 3~5 分钟，局部吸出 2~3ml 瘀血，用无菌药棉揩擦局部，用碘伏消毒以防感染。隔日 1 次，4 周后观察结果。

【适应证】慢性荨麻疹。

【出处】《中国针灸》2014，34（1）：41~43.

综合评按：荨麻疹是皮肤科常见病、多发病。急性荨麻疹较易控制，慢性荨麻疹可数十年反复发作，不易治愈。外治疗法是其治疗手段之一，其中熏洗、沐浴、擦洗、涂擦、热熨等法可直接作用于风团皮疹，促其消退，并有止痒功效。艾灸疗法通过对经穴产生刺激作用而取得疗效。刺络放血疗法通过放出一定量瘀滞的血液，来疏通经络，使气血流通，对恢复机体的平衡状态有促进作用。以上诸法，在临床可灵活选用，并可与内服药物相配合使用。

第二十二节　日光性皮炎

日光性皮炎是由于日光照射所致的皮肤炎症反应性疾病。中医认为本病是由于外感暑热，复受风邪，郁于肌肤所致的一种皮肤疾病。多见于成年人，容易反复发作，以四肢多见，局部潮红、丘疹、巨痒，秋凉后可自行消失，又称日晒伤。

1. 临床诊断

（1）成年人多见，以往夏季多有晒伤病史。

（2）好发于四肢伸侧面，常呈对称性，抓破不渗水，可形成血痂，至秋凉后皮疹自行消失。

（3）严重者有烦躁、胸闷、纳呆、睡眠不安、小便短赤等症状。

2. 中医分型

（1）暑热郁滞型：皮疹发红、灼热、剧痒，口渴，烦躁，遇暑热时发作，便干，溲赤，苔干黄，脉洪数。

（2）气血虚弱型：皮疹久发不愈，漫红，痒不甚，疲劳即发，纳差，乏力，苔薄白，脉细弱无力。

一、药物外治疗法
（一）湿敷法
处方 206

艾叶、摇竹消、路路通各 30g，蚕沙 60g。

【用法】上药共煎汁，以纱布蘸药液湿敷痒处，每天 2 次，可连续应用，次数不限。

【适应证】日晒伤之暑热郁滞证。

【出处】《湖南中医学院学报》1985，5（4）：10–11.

（二）熏洗法
处方 207

蛇床子、地肤子、苦参、花椒、白矾各 20g。

【用法】上药煎汁，先熏后洗患部，每天 1 剂，可熏洗 2~3 次，每次 20 分钟，连用 10 天。

【适应证】各型日晒伤。

【出处】《辽宁中医杂志》1985，9（4）：21.

（三）沐浴法
处方 208

荆芥 10g，防风 10g，生地 15g，升麻 10g，蝉衣 15g，苍术 15 g，地肤子 15g，明矾 30g，皮硝 30g，侧柏叶 15g。

【用法】用时将上药置锅中，加水 4000ml 左右，煎取药液 3000ml 左右，待温洗浴患处 15 分钟，每天两次。

【适应证】各型日晒伤。

【出处】《中医外科杂志》2000，9（6）：52.

（四）涂擦法

处方 209

千里光 500g，大黄 300g。

【用法】上药浸于 75% 乙醇溶液 4000ml 中，浸泡 1 周。用时，用棉签蘸取药液涂于患部，每天 2~4 次，7 天为 1 个疗程。

【适应证】各型日晒伤，皮损局限者。

【出处】《临床皮肤科杂志》1985，（4）：219.

二、非药物外治法

穴位注射疗法

处方 210

曲池、血海；苯海拉明针剂 20mg，维丁胶性钙针剂 2ml（儿童酌减）。

【用法】将上述药物于双曲池与双血海交替注射，每天 1 次，3 天为 1 个疗程；同时配合口服同种抗组胺药及辨证施以中药口服。

【适应证】日晒伤之暑热郁滞证。

【出处】《中医外科杂志》1999，8（4）：32.

综合评按：日晒伤的发病机制可分为光毒性反应和光敏性反应。光毒性反应是因为皮肤受到了超过耐受量的日光照射，引起表皮真皮的炎症反应，光敏性反应是一种淋巴细胞介导的迟发型超敏反应。本病虽然不会伴有全身严重反应，但每逢夏季发病，瘙痒剧烈，亦很棘手。中药外治之法，如涂擦、沐浴、熏洗等法应用简便，无毒性和副作用，可长期使用，效果佳。

本病的预防和调护在治疗此病中占有重要的地位，患者应经常参加户外锻炼，提高对日光的耐受性。但要避免过度暴晒，外出时注意防晒，穿防晒衣衫、涂防晒剂，避免接触光敏性物质如某些染料、沥青，某些药物如四环素、阿司匹林等。忌食苋菜、无花果等光敏物质。皮损局部禁止热敷、避免搔抓。

第二十三节 稻田皮炎

稻田皮炎是指从事水稻（也包括其他水田）作业过程中所发生的皮肤病，是水稻种植地区的常见多发病，其发病的真正原因尚不完全清楚，长时间浸于温度较高的水田和机械摩擦可能是发病的主因。

1. 临床诊断

（1）浸渍糜烂型皮炎：一般在下水后 3~5 天发病，指（趾）缝间表皮浸渍、发白、起皱、糜烂、自觉疼痛与瘙痒，如继发感染，可并发甲沟炎、淋巴管炎、丹毒。

（2）禽兽类血吸虫尾蚴皮炎：病变发生在皮肤接触水的部位，局部先觉微痒，而后发生菜籽大红点，后发展成绿豆大的水肿性丘疹、水疱，色淡红或鲜红，质地坚硬，散在分布。

（3）其他因素引起的接触性皮炎：呈湿疹样皮炎改变，有红斑、丘疹、丘疱疹、水疱，亦可因搔抓而发生糜烂、结痂样损害，自觉瘙痒。

2. 中医分型

中医辨证多属湿热毒蕴肌肤证，症见手指脚趾间皮肤肿胀，发白起皱，糜烂流水，自觉痒痛，夜寐不安，或染毒发生水肿红晕，继发沿爪疔、红丝疔等，舌质红，苔白或黄，脉滑。

一、药物外治法

（一）熏洗法

🥄 **处方 211**

五倍子煎液：五倍子 30g，射干 30g，蛇床子 30g。

【用法】上药共煎成药液，先将患处污泥用清水洗净，然后放入药液中浸泡，药液温度宜凉不宜热，浸泡完后，外涂 3%~5% 的龙胆紫溶液。

【适应证】稻田皮炎之湿热毒蕴肌肤证。

【注意事项】在药液浸泡以前，须用清水洗净手足污泥，注意不要用热水或肥皂水。

【出处】刘辅仁，张志礼.《实用皮肤科学》人民卫生出版社.

（二）擦洗法

处方 212

风化石灰 1 升，清水 4 碗。

【用法】将石灰（陈者佳）与水搅拌，待澄清后，吹去水面浮衣，取中间清水，每 1 份水加麻油 1 份，搅调百遍，以鸡翎擦洗伤处。

【适应证】稻田皮炎之湿热毒蕴肌肤证。

【出处】《医宗金鉴》。

（三）涂擦法

处方 213

五倍子 250g，明矾 120g，白酒 1000ml。

【用法】先将五倍子与明矾于白酒中浸泡 1~2 天，然后蘸取药液涂擦患处，每天 3~4 次，5 天为 1 个疗程。

【适应证】稻田皮炎之湿热毒蕴肌肤证。

【出处】李曰庆.《中医外科学》中国中医药出版社.

处方 214

雄黄 20g，大蒜 60g。

【用法】先将大蒜捣成糊状，调入雄黄和匀，加温开水 1000ml 稀释后，搅匀外擦，1 天 2 次，10 天为 1 个疗程。

【适应证】稻田皮炎之湿热毒蕴肌肤证，对禽畜类血吸虫尾蚴皮炎最为适宜。

【注意事项】本品有毒，不可长期使用，孕妇禁用。

【出处】李曰庆.《中医外科学》中国中医药出版社.

（四）贴敷法

处方 215

鲜墨旱莲 4000g，明矾 75g，冰片少许，凡士林 1500g。

【用法】先将上方各药共研细末，与凡士林调和拌匀成药膏，贴敷患处。

【适应证】稻田皮炎之湿热毒蕴肌肤证。

【出处】《新医药学杂志》1974，（6）：42.

处方 216

密陀僧粉 15g，凡士林 70g。

【用法】将密陀僧粉与凡士林搅拌和匀成膏，贴敷患处。

【适应证】各型稻田皮炎。

【出处】李曰庆.《中医外科学》中国中医药出版社.

（五）扑粉法

处方 217

雄黄 30g，大风子 30g，冰片 0.6g，熟石灰粉 15g。

【用法】先将处方中各药研成细末，撒扑患处，每天 1 次，5 次为 1 个疗程。用时先以温开水洗净患处，然后将药粉撒布于上。若患处干痛或痒痛，则用菜油调糊涂之。每天 2~3 次，5 天为 1 个疗程。

【适应证】稻田皮炎之湿热毒蕴肌肤证。

【注意事项】本品有毒，不可长期使用，切勿误入眼中，需置干燥密闭环境中贮藏，孕妇禁用。

【出处】李曰庆.《中医外科学》中国中医药出版社.

处方 218

青黛 15g，雄黄 20g，氧化锌 15g，枯矾 30g，滑石 20g，密陀僧 10g。

【用法】先将处方各药研为细末，过细筛后密封备用。然后将药粉撒布于上。若患处干痛或痒痛，则用菜油调糊涂之。每天 2~3 次，5 天为 1 个疗程。

【适应证】稻田皮炎之湿热毒蕴肌肤证。

【注意事项】本品有毒，不可长期使用，需置干燥密闭环境中贮藏，孕妇禁用。

【出处】《广西中医药》1986，（4）：19.

二、非药物外治法

耳穴压丸法

处方 219

肾上腺、神门。

【操作】将王不留行籽置于 0.3cm×0.5cm 的胶布中央，贴双耳上述穴位，嘱患者每天压丸 4~6 次，每次每穴按压 1~2 分钟。

【适应证】稻田皮炎之湿热毒蕴肌肤证。

【出处】李曰庆.《中医外科学》中国中医药出版社.

综合评按：稻田皮炎是水稻种植地区的多发病、常见病。此病一般不需内服药物，外用即可。本文所列诸法，根据其所选药物之不同，各型均可使用。对于浸渍溃烂性皮炎，用药多以燥湿、收敛、止痒药为主；禽兽血吸虫尾蚴皮炎，以解毒、杀虫、止痒为主。临床根据各型特点，选择适当的外治法，施以相应的药物，可取得满意疗效。另外，本病应贯彻预防为主的思想，应广泛发动群众，合理安排劳动组织和时间，加强个人防护，劳动前可在浸水部位涂以凡士林等，采取综合治疗措施，以降低发病率。

第二十四节　红皮病

红皮病，是一种累及全身或广大皮肤面，以弥漫性潮红、持续性大量脱屑为主要特征的慢性炎症性皮肤病。目前其病因尚不明确，分为原发性与继发性两种。中医称为"脱皮疮"。

1. 临床诊断

急性者发病前常有发热、寒战、倦怠等前驱症状，初发常在四肢屈侧或关节屈面发生局限性红斑，迅速扩延全身，呈广泛潮红，并有轻度水肿或浸润。大多干燥，少数患者可出现湿润结痂，继而大量脱屑，鳞屑大小不一，久之可有显著性的皮肤浸润，毛发稀少或脱落，指（趾）甲肥厚，颜色灰黄，表面不平，最后可脱落。实验室检查，常见血中嗜酸性细胞升高，血清总蛋白量减少，白蛋白降低和丙种球蛋白升高，血氨比正常人可高3~7倍。

2. 中医分型

（1）毒热入营型：初起为猩红热样或麻疹样红斑，迅即遍及周身，潮红肿胀，干燥脱屑，间有渗出，重则毛发脱落，指甲变形，咽干口燥，心烦不宁，辗转难眠，舌质红苔净，脉弦数。

（2）毒热伤阴型：周身皮肤潮红肿胀，头面及四肢层层脱屑如麸皮样，手足呈袜状蜕皮，口干思饮。舌质红苔光剥，脉细数。

（3）心火脾湿型：周身皮肤潮红肿胀，灼热瘙痒或有糜烂渗液结痂，尿短赤便干。舌质红苔黄，脉滑数。

（4）肝胆湿热型：周身皮肤红肿，目黄胁痛，肝大腹胀，尿少而黄赤，舌苔黄腻，脉弦数。

（5）血虚风燥型：发病缓慢，初起红斑脱屑，逐渐蔓延周身，脱屑较多，痒轻或重，或手掌粗厚，舌淡苔净，脉细。

药物外治疗法

（一）涂擦法

🥣 **处方 220**

大风子油或甘草油。

【用法】取上药涂擦患处，每天1次，10次为1个疗程。

【适应证】红皮病之血虚风燥证。

【出处】李曰庆.《中医外科学》中国中医药出版社.

处方 221

豉（炒烟尽）、黄连（去须）各一两。

【用法】上两味，同捣为末，备用。用时以纱布蘸药粉扑撒患处，每天 3~4 次。

【适应证】皮肤干燥皲裂脱屑之毒热伤阴证和血虚风燥证。

【出处】《圣济总录》。

（二）熏洗法

处方 222

防风、荆芥、白芷、川芎、何首乌、当归尾各等份。

【用法】煎汤洗患处。

【适应证】红皮病之血虚风燥证。

【出处】《医方集宜》。

（三）沐浴法

处方 223

淀粉或面皮 0.5~1 公斤，或玉米粉适量。

【用法】先将淀粉或面皮以适量水调成糊状，放入浴盆中，再加适量温水作全身浴；或将淀粉或面皮盛于布袋内，放入浴盆中，用热水在袋上冲，然后加温水适量作全身浴，水温在 30~45℃之间。浴时常捏布袋，或以布袋代浴巾。若用玉米粉浴，可将玉米粉先用冷水调和，再加热水煮成糊状，然后加温水适量稀释作全身浴，一般 20~60 分钟。

【适应证】各型脱皮疮。

【注意事项】浴后应注意着衣，避免受寒感冒。心血管功能不全及代偿不全性高血压、肾脏病及严重肺脏病患者禁用。年老体弱及心血管功能不稳定者慎用。

【出处】刘辅仁，张志礼.《实用皮肤科学》人民卫生出版社.

（四）贴敷法

处方 224

九华膏：滑石 600g，月石 90g，龙骨 120g，川贝 18g，冰片 18g，朱砂 18g。

【用法】上药共为细末，用凡士林调匀，使之成为 20% 的软膏，冬季可适量加入香油，贴敷患处。

【适应证】脱皮疮之血虚风燥证，层层脱屑者。

【出处】中国中医研究院广安门医院 .《朱仁康临床经验集》人民卫生出版社 .

处方 225

玉黄膏：当归 30g，白芷 9g，姜黄 90g，甘草 30g，轻粉 6g，冰片 6g，蜂白醋 90~120g。

【用法】先将前四味药浸泡于麻油内 3 天，然后于炉火上熬至枯黄，离火去渣，加入轻粉、冰片（预先研末），最后加蜂白醋融化（夏天加125g，冬天加 90g），调匀至冷成膏，敷贴患处。

【适应证】脱皮疮之毒热伤阴证和血虚风燥证。

【注意事项】本品有毒，不可长期使用，切勿误入眼中，需置干燥密闭环境中贮藏，孕妇禁用。

【出处】中国中医研究院广安门医院 .《朱仁康临床经验集》人民卫生出版社 .

处方 226

消肿散：郁金、甜葶苈、芒硝（别研）、大黄、黄芩各半两，赤小豆一合，伏龙肝二两。

【用法】上件为细末，以生鸡子肉入蜜少许调，令稀稠得所。涂之，干即再涂。

【适应证】脱皮疮之毒火入营证和心火脾湿证。

【出处】《杨氏家藏方》。

（五）湿敷法

🥣 处方 227

生甘草 60g。

【用法】上药加水煎成药液，然后以毛巾或纱布蘸取药液湿敷患处，每天 1 次，10 天为 1 个疗程。

【适应证】各型脱皮疮。

【出处】管汾.《实用中医皮肤病学》甘肃人民出版社.

（六）扑粉法

🥣 处方 228

青黛 30g，海螵蛸末 90g，煅石膏末 370g，冰片 3g。

【用法】先将青黛研末，次加入海螵蛸末研匀，后加入煅石膏末研匀，冰片研细，加入少许上药研末和匀，再加全部药末研匀。当皮损渗水多时，可将药末直接撒扑患处。

【适应证】脱皮疮之心火脾湿证和肝胆湿热证。

【出处】中国中医研究院广安门医院.《朱仁康临床经验集》人民卫生出版社.

（七）含漱法

🥣 处方 229

金银花 10g，生甘草 10g。

【用法】上药水煎后冷却，含漱口腔。

【适应证】脱皮疮之心火脾湿证和肝胆湿热证，见口腔糜烂者。

【出处】李曰庆.《中医外科学》中国中医药出版社.

（八）薄贴法

🥣 处方 230

残霞膏：乌蛇四两，五倍子一两半，蛇皮半两以上（生使，锉碎），巴豆二十个（去壳），雄黄、牙硝各一两（研碎），麝香一钱（续添）。

【用法】上药依法修事，于铫子内，入油二斤半煎，闻油香，入前药熬，候药并巴豆焦黑色，漉出诸药不用，却入黄蜡一两半，慢火养成膏，以瓷器内盛。以小纸摊贴（封包）。

【适应证】各型脱皮疮。

【注意事项】本品有毒，不可长期使用，切勿误入眼中，需于干燥密闭环境中贮藏，孕妇禁用。

【出处】《博济方》。

综合评按： 剥脱性皮炎预后较差，重者可致死亡。本病发病原因各异，症有轻重，体质有强弱。治疗上应查明原因，针对病因治疗，往往可以取得较好的疗效。早期治疗以清热凉血、解毒利湿为主；晚期则以养阴健脾、活血化瘀为宜。根据病情的发展变化，在内服药的同时可配合或交替使用中药外治法，具有一定疗效。初起潮红而无渗出者，涂擦、湿敷之法可用；皮肤干燥、层层脱屑者，可用软膏进行敷贴；皮肤剧痒者，用沐浴法，有清洁皮肤、安抚止痒作用；皮肤渗水多时，可以药粉直接扑之；口唇糜烂者，可以中药含漱。此外，本病在治疗的同时，注意纠正电解质紊乱，补充维生素，合并感染时给予抗感染治疗。中西医结合治疗可大大提高此病的治愈率，减少患者痛苦。此外本病的调护很重要，患者要注意休息，停用致敏药物，避免滥用药物；加强护理，经常更换消毒衣服及床上用品，防止继发感染；不宜使用刺激性强的药物，宜高蛋白饮食，多食蔬菜水果，忌食辛辣、刺激性食物及发物。

第二十五节　手足皲裂症

手足皲裂症是由多种原因引起的手足部皮肤干燥皲裂的一种皮肤病，为常见病多发病，尤其冬季多见。中医称之为"皲裂疮"。

1. 临床诊断

（1）皮损好发于手指、手掌、足跟、足跖、足跖外缘等皮肤角质层厚或经常摩擦的部位。

（2）发病较缓，初起时皮肤发干发紧，弹性减低，可出现多处浅在裂纹，随病情发展，皮肤干燥粗糙，裂纹深达真皮及皮下组织。

（3）依皲裂的深度和范围不同，伴有不同程度的疼痛、出血，以活动时为著。

2. 中医分型

常见于血燥证，临床表现为手掌、足跖部粗糙、肥厚，甚至皲裂、出血、疼痛，冬季加重。中药外治可根据皮损的轻重程度和范围选择适当治法。

一、药物外治法

（一）涂擦法

🥣 处方 231

当归 60g，紫草 60g，忍冬藤 10g，麻油 500g。

【用法】将诸药放入麻油中浸泡 24 小时，以文火煎至药枯，滤出药渣，留油待凉，以棉棒蘸涂患处，每天数次，至愈为止。

【适应证】手足皲裂之血燥证症状较轻者。

【出处】范正祥 .《常见病简易疗法手册》人民卫生出版社 .

🥣 处方 232

复方白及乳膏：白及溶胶、尿囊素、霍霍巴油、乳化硅油和纯化水。

【用法】每天早、晚用温水浸泡皲裂部位约 15 分钟，清洁皲裂部位，用毛巾拭干水后以手指将所用药膏涂于皲裂处，涂药量以湿润、不堆积、不粘手为宜，涂药时适当用手指揉搓、按压皲裂部位。手指关节、足跟处皲裂严重或有出血部位适当多涂药膏，用弹性胶布缠敷，涂药后皲裂部位尽量不接触冷水，手部戴轻薄软质手套防护，足部穿棉袜隔离防护。20 天为 1 个疗程。

【适应证】皲裂疮。

【出处】《药学与临床研究》2013，21（6）：648-649.

处方 233

双红膏：血竭 25g，红景天 25g，羊毛脂 27g，凡士林 68g。

【用法】先以温热水（38.5~40℃）泡手（或足）5~10 分钟；然后剪去翘起的硬皮；再将药膏涂入裂隙中，每天 2~3 次，连续用药 7 天为 1 个疗程。

【适应证】皲裂疮。

【出处】《湖北中医杂志》2009，31（6）：44.

处方 234

猪胰子油适量。

【操作方法】取猪胰子油，煮熟捣烂成泥，搓成大丸，每天洗手后用丸擦手。

【适应证】皲裂疮。

【出处】李曰庆 .《中医外科学》中国中医药出版社 .

处方 235

疯油膏：轻粉 4.5g，东丹（广丹）3g，飞朱砂 3g，麻油 120ml，黄蜡 30g。

【用法】在患处涂一层疯油膏，用电吹风机热烘，每天 2 次，每次 30 分钟，15 天为 1 个疗程，2~3 个疗程可获效。

【适应证】皲裂疮。

【注意事项】本品有毒，不可长期使用，孕妇禁用。

【出处】李曰庆 .《中医外科学》中国中医药出版社 .

（二）敷药法

处方 236

糯米 1500g，明矾粉 60g，樟脑 15g，青黛 30g。

【用法】将糯米洗净滤干，入石臼捣成细粉，筛去粗粒杂质，置 1500ml 沸水锅内，慢火熬成糊状，再加入明矾末、樟脑、青黛，和匀即成，贮入罐内待用。用时将药膏涂于布上贴患处。

【适应证】皲裂疮。

【出处】黄宗勖.《常见病中草药外治疗法》福建科学技术出版社.

（三）外洗法

处方 237

活血祛风润肤汤：明矾 9g，柏子仁 30g，皂角 15g，五加皮 30g，地骨皮 20g，红花 30g，荆芥 15g，防风 15g。

【用法】取上药，加水 1000ml 煎取 500ml 药汁外洗，每次外洗时间约为 30 分钟，每天 2 次，14 天为 1 个疗程。

【适应证】皲裂疮。

【出处】《实用中医药杂志》2016，32（5）：399.

二、非药物外治法

穴位注射疗法

处方 238

上肢曲池、合谷，下肢足三里、三阴交。

【操作】所取穴位局部常规消毒，用 5ml 注射器抽取曲安奈德注射液 2ml、维生素 B_{12} 注射液 0.5ml、利多卡因注射液 1.5ml，将混悬液注入上述穴位中，每穴 1ml。两侧穴位交替注射。每周 1 次，4 周为 1 个疗程。外用尿素软膏。

【适应证】皲裂疮。

【出处】《中国民间疗法》2011，19（8）：19.

三、综合外治法

浸洗法兼膏剂涂擦法

处方 239

当归 15g，紫草 3g，麻油 125g，黄蜡 15g，地骨皮、白矾各适量。

【操作】当归、紫草与麻油同熬，药枯滤清，将油再熬，入黄蜡化尽，倾入碗中，待冷备用。以地骨皮、白矾煎汤泡洗患处，皮损处变柔软时，外擦所制药膏，每天 3~5 次，至愈止。

【适应证】皲裂疮。

【出处】黄宗勖.《常见病中草药外治疗法》，福建科学技术出版社.

综合评按： 本病因风燥寒冷，血脉阻滞，肢体末端皮肤失养所致。轻者以外治为主；素体血虚者可服养血祛风润燥之品。中药外治手足皲裂，涂擦、摩擦、敷药等疗法以药物直接作用于皮损，发挥润肤愈裂作用。热烘法使局部温度升高，促进药物的吸收。煎洗法使皮肤角质软化，皮肤血管扩张，利于药物更好地发挥治疗作用，同时还有清洁、止痒等作用。穴位注射疗法能够使针刺刺激和药物的性能对穴位的渗透性相结合，达到防治疾病的目的。中医外治多采用综合疗法，如熏洗后外涂药膏、封包疗法、热烘疗法等，临床可根据病情及条件，酌情选用。本病预防甚为重要，洗手后涂护肤油脂，保湿防止皲裂。

第二十六节　冻疮

冻疮是寒冬或初春季节由寒冷引起的局限性皮肤炎症损害，临床主要表现为受冻处出现水肿性红斑、水疱甚至溃疡、瘙痒，遇热更著。

1. 临床诊断

（1）损害初为局限性蚕豆至指盖大小的紫红色肿块或硬结，边缘鲜红，中央青紫，触之冰冷，压之褪色，去压后恢复较慢，严重者可有水疱，破溃处形成溃疡，经久不愈。

（2）好发于四肢远端，呈对称性，以手背及手指伸侧、住院及足趾伸侧，下肢、面颊、耳廓等处多见。

（3）自觉局部有胀感、瘙痒、遇热后更甚，溃烂有疼痛。

（4）多发于青年妇女，以肢端血行不良、手足多汗及慢性营养不良者多见。

（5）每逢冬季发作，天暖自愈。

2. 中医分型

（1）寒凝血瘀型：肢端麻木，水肿，疼痛，皮色紫暗，手足清冷，舌苔薄白，脉沉细。

（2）寒凝血虚型：肢端麻木冷痛，暗红漫肿，或有水疱，形寒畏冷，面色少华，脉细或沉迟。

（3）寒化热毒型：受伤部位创面疼痛、溃烂、流脂溢脓，四肢红赤，伴有发热，舌红苔黄，脉细数。

一、药物外治法

（一）贴敷法

处方 240

芒硝、黄柏各适量。

【用法】冻疮未溃破者，芒硝用量大于黄柏一倍；已溃破者，黄柏用量大于芒硝一倍。两药共为细末，用时以冰水或雪水调敷患处。局部症状轻微者，可按未溃破者用药比例，将黄柏水煎化芒硝外洗患处，1 天 1 次，未溃破者贴敷 4~7 天为 1 个疗程，已溃破者贴敷 8~11 天为 1 个疗程。

【适应证】冻疮之寒化热毒证。

【出处】《中医杂志》1984，（2）：84.

（二）涂擦法

处方 241

鸡血藤 100g，丹参 100g，虎杖 100g，红花 30g，细辛 20g，肉桂 20g，桂枝 30g，麻黄 20g，白芷 30g，乳香 40g，没药 40g，川乌 20g，草乌 20g，羌活 30g，独活 30g，甘遂 30g，白芥子 30g，玄胡 40g，天南星 30g，半夏 30g。

【用法】将药放入大口玻璃瓶，浸入 75% 的酒精 500ml5 瓶，1 周后，滤出药液，装瓶。取上药药渣放入压力锅，加水 3000ml 煎煮，上汽后压 30 分钟左右，去渣滤出药液约 2500ml，加入切碎的辣椒干 500g 再煮沸，边搅边煮约 10 分钟后冷却待用。将所有药汁合并，一道反复搅拌后静置，用过滤器滤净，装瓶。以 500 : 0.5 的比例加入 654-2（山莨菪碱），以 500 : 0.1 的比例加入风油精，备用。三伏天外用可预防，涂抹后需用手不断摩擦至局部发热，1 天 2~3 次。

【适应证】冻疮之寒凝血瘀证和寒凝血虚证，见红肿、硬结、疼痛，但未破皮溃烂者。

【注意事项】本品有毒，不可长期使用，孕妇禁用。

【出处】《中医外治杂志》2013，22（2）：35.

处方 242

辣椒 20g，红花 20g，细辛 10g，生姜 30g，当归 20g，花椒 20g。

【用法】上药浸入 75% 乙醇溶液 1000ml 中，7 天后取药液备用。先用温水将患处洗净，擦干，用棉球蘸药反复揉擦患处，对已破溃的冻疮在其边缘未破处反复涂擦直至发热，每天 3 次。

【适应证】各型冻疮。

【处方】《中医外治疗法杂志》2011，21（3）：26.

（三）薄贴法

处方 243

紫血竭膏：血竭、紫草、凡士林、植物油。

【用法】将紫草用植物油浸泡 24 小时后，去除药渣，再按一定的比例与血竭、凡士林混合，加热溶化，制成膏剂供临床使用。必要时可配合 TDP 等照射 15~20 分钟，敷药后用无菌敷料覆盖，每天 1 次。

【适应证】各型冻疮。

【出处】《求医问药》2012，10（10）：557.

处方 244

苍术、白附子、桂枝、细辛各等份研末调膏，外关、大椎、肾俞、涌泉等穴位贴敷。

【用法】苍术、白附子、桂枝、细辛各等份，研细为末，过 100 目筛，然后用姜汁、醋汁调为膏状，置于 4cm×4cm 的透气贴敷胶布内，敷于外关、大椎、肾俞、涌泉等穴，每年夏天初、中、末伏的第 1 天为治疗时间，共治疗 3 次，每次敷贴持续时间为 2~4 小时。

【适应证】冻疮的预防。

【出处】《中医外治疗法杂志》2010，20（6）：34.

（四）浸洗法

处方 245

秋季结过茄子的剩余茄秆适量。

【用法】茄秆适量，切成 7~8cm 长的段，每次用 15 段左右，加水 2000ml，浸泡 20 分钟，再加热煮沸，凉至温热不烫即可。将患有冻疮的手或足浸没于此液中，并局部轻轻按摩，保持恒温，及时添加热水，洗浴浸泡 20 分钟左右，擦干手足、保暖。耳鼻等其他部位用浸湿此液的热毛巾反复热敷，每天 1~2 次，治疗 7 天。

【适应证】各型冻疮。

【出处】《中国中医药信息杂志》2009，16（2）：73.

（五）熏洗法

处方 246

冻疮外洗方：透骨消 30g，毛冬青 45g，细辛 9g，炮姜 9g，桂枝 20g，大黄 20g，川椒 9g，芒硝 15g。

【用法】上药煎水，其中芒硝融化，先将患部置热水上面熏蒸，待水温后，用药液频洗患处。

【适应证】各型冻疮。

【注意事项】皮肤破溃、糜烂者慎用。

【出处】张志礼.《中西医结合皮肤性病学》人民卫生出版社.

处方 247

防冻散：桂枝 15g，赤芍 15g，细辛 6g，当归 20g，黄芪 30g，附子 10g，炙川乌 6g，干花椒 9g，川芎 9g，红花 6g。

【用法】上药加水后浓煎，先用药液熏蒸易冻处，水温适宜后清洗，每次清洗 10 分钟，早晚各 1 次，1 剂可用 3 天，每年头伏、二伏、三伏前 3

天使用。

【适应证】冻疮的预防。

【注意事项】本品有毒，不可长期使用，孕妇禁用。

【出处】《中医外治疗法杂志》2011，20（1）：6.

二、非药物外治法

（一）艾灸疗法

处方 248

阿是穴。手背有冻疮者加后溪穴，足背有冻疮者加昆仑穴，耳廓有冻疮者加外关穴。

【操作】艾条灸阿是穴，每次 5~10 分钟，然后用大拇指在冻疮局部轻轻按摩，其他配穴灸至潮红为度，1 天 1 次，3~10 天为 1 个疗程。

【适应证】各型冻疮，皮损Ⅰ～Ⅱ度冻疮。

【出处】《浙江中医杂志》1964，（1）：24.

处方 249

神阙、气海、关元、足三里。

【操作】鲜生姜：将鲜姜切成直径 2~3cm，厚 0.2~0.3cm 的薄片，中间针刺约 10 个孔。制作艾炷：取适量艾绒，捏成直径 1.5cm，高度 1.5cm 的艾炷。受试者取仰卧位，先将提前准备好的生姜片置于受试者神阙、气海、关元、双侧足三里穴部位，然后将艾炷安放于姜片上施灸，当艾炷燃尽，则易柱再灸，每个穴位灸 3~5 壮，每天 1 次，每壮艾炷燃烧时间为 3~4 分钟。当患者感到灼痛时，医者可用手来回移动姜片（不离开皮肤表面）；如患者感觉灼痛无法忍受，则可将姜片连同艾炷暂时提起，用手在相应腧穴表面轻轻抚摸，待热量稍消散后，再重新将姜片置于腧穴表面，如此反复多次，以使皮肤红润而不起疱为度。治疗时间为初、中、末三伏，每伏第一天正午开始治疗，连续 5 天为 1 个疗程，每伏 1 个疗程，共 3 个疗程。

【适应证】冻疮的预防。

【出处】马新苹.冬病夏治隔姜灸治疗女性手部Ⅰ、Ⅱ度冻疮的临床观察［D］. 成都中医药大学，2013.

（二）火针疗法

处方 250

阿是穴。

【操作】患处常规消毒，再以 75% 乙醇溶液脱碘；选用 23 号火针，医者以右手拇指、食指持针柄，左手持一盏点燃的酒精灯，靠近施术部位，再将针身置于酒精灯上烧红，迅速对准穴位垂直点刺 1~5 分钟，速进速退，出针后，用无菌干棉球按压针孔，以减少疼痛，并防止出血。隔日治疗一次，10 天为 1 个疗程。

【适应证】各型冻疮。

【出处】《上海针灸杂志》2007，26（9）：29.

三、综合外治法

膏剂涂擦法兼熏蒸法

处方 251

复方丹附膏：丹参 200g，细辛 35g，桂枝 35g，附子 35g，当归 35g。

【操作】上药共研细末，再加大蒜泥 500g，樟脑 12.5g，用适量水调成膏状。自夏季大暑节气起开始治疗，治疗时把药物涂满前一年冬季发生冻疮处，并将涂满药膏的部位置于蒸汽热喷机下 10cm 处经蒸汽热喷熏蒸 30 分钟。待皮肤温度自然冷却至正常体温时，用清水洗去药物。每天 1 次，连续 10 天。

【适应证】冻疮的预防。

【出处】《上海中医药杂志》2015，49（1）：57.

综合评按：冻疮局部治疗原则为消除浸润，改善血行，促进吸收，防止感染。贴敷、涂擦、熏洗、浸洗、艾灸等中药外治法为临床常用，疗效较高，总有效率可达 95.6%~100%。火针疗法对于改善血液循环、促进局部炎症吸收有良好的效果，值得推广和应用。外治配以内治，可以提高疗效，尤其用于严重患者及常年反复发作者。西药可内服烟酸、芦丁等血管扩张剂，中药可用温通祛寒、活血化瘀之当归四逆汤等。本病患者应注意暴露部位和患病部位的保暖和护理，对治愈和减少冻疮的复发起重要作用。

第二十七节　痱子

痱子为夏季或炎热环境下常见的一种表浅性、炎症性皮肤病。中医认为多由于暑湿蕴蒸皮肤，汗泄不畅引起。

1. 临床诊断

（1）多见于夏季炎热之时。

（2）发病突然，在皮肤汗孔上出现针尖大小密集的红色小粟疹，很快变为小水疱或小脓疱，周围有红晕，大小如粟米。

（3）好发于前额、颈部、肘窝、躯干、鼠蹊部以及妇女双乳下等处。

（4）自觉瘙痒刺痛。

（5）小儿患者因瘙痒抓破后，可并发脓窝疮和暑疖。肥胖者往往同时发生擦烂和湿疹。

2. 中医分型

（1）暑湿证：多汗部位成批出现小丘疹、丘疱疹，排列密集，周围红晕，灼热刺痒；或为晶莹透亮的小水疱，疱液澄清；伴汗出、口渴、小便短赤。舌质红，苔黄，脉滑。

（2）热毒证：多见痱毒，多汗部位密集红丘疹、丘疱疹，同时伴有脓疱、疖肿，痒痛灼热；伴口苦咽干，口渴引饮，大便干结。舌质红，苔黄，脉滑数。

药物外治法

（一）扑粉法

处方 252

冰片、薄荷脑各 3g，炉甘石粉 15g，滑石粉 30g，黄柏 6g。

【用法】将上方药物研为极细粉，兑入冰片、薄荷脑研，贮瓷瓶或玻璃瓶备用。每天数次扑患处，3~5 天为 1 个疗程。

【适应证】各型痱子。

【出处】赵尚华，钟长庆 .《中医外科外治法》学苑出版社 .

（二）擦洗法

🥣 处方 253

消痱汤：黄柏、熟石膏、侧柏叶。

【用法】三者以 1 : 6 : 2 的比例熬制成汤剂。每天用消痱汤与温开水 2 : 1（消痱汤 200ml，温开水 100ml）擦浴 2 次，1 周为 1 个疗程。擦浴过程中注意保暖，15~30 分钟完成。

【适应证】各型痱子。

【出处】《中医中药》2015，13（29）：202–203.

（三）涂擦法

🥣 处方 254

苦参 20g，冰片 10g，生大黄 20g，雄黄 10g，黄连 10g。

【用法】上药浸泡于 75% 乙醇溶液 300ml 中，2~3 天后即可取药液涂擦患处。每天数次，至愈为止。

【适应证】各型痱子。

【注意事项】本品有毒，不可长期使用，需置干燥密闭环境中贮藏，孕妇禁用。

【出处】赵炳南，张志礼 .《简明中医皮肤病学》中国中医药出版社 .

（四）沐浴法

🥣 处方 255

败酱草 30g。

【用法】上药加水 2000~3000 ml，浸泡半小时后煎沸 10 分钟，滤出药液洗浴患处，自上而下反复浸洗 2~3 次，每次 10~20 分钟。水温一般以皮肤感觉舒适为宜。1 剂药可反复煎洗使用 1~2 天。

【适应证】脓痱。

【出处】《中医外科杂志》1999, 8（2）: 14-15.

（五）湿敷法

🥣 处方 256

马齿苋适量。

【用法】上药水煎，冷后湿敷。

【适应证】各型痱子。

【出处】赵炳南，张志礼.《简明中医皮肤病学》中国中医药出版社.

（六）贴敷法

🥣 处方 257

鲜车前草、鲜马齿苋、蒲公英、败酱草。

【用法】任选一种，取 60g 洗净，加食盐少许，捣烂外敷患处，每天 2~4 次，至愈为止。

【适应证】热毒证。

【出处】范正祥.《常见病简易疗法手册》人民卫生出版社.

综合评按： 痱子是夏季或高温潮湿环境下的常见病，治疗常内外结合，以外治为主。外治以扑粉、擦洗、涂擦、沐浴最为常用，可直接作用患处达到清热解毒、凉血止痒的作用。贴敷法、扑粉法常可单独使用也可配合沐浴或擦洗法使用，可提高临床疗效，效果佳，值得推广。本病多在炎热、潮湿季节发生，成人以脾虚为主、小儿以暑热为主，并可反复出现。患者在患病期间，应勤洗澡，注意个人卫生，衣着应宽大，多汗部位可提前预防用药。湿敷外洗要注意水温，一般以略高于体温为好。每年定期发生痱子者，多属内湿偏盛，除外治以外还应内服清热解毒祛湿的方药以求根治。此外，有些患者因护理不当或体质较差，搔抓染毒，可引起毛囊炎、疖、脓肿及脓疱疮，需积极治疗，内治外治合用。

第二十八节　狐臭

狐臭是一种以腋下汗出、带有狐臊臭味为特征的皮肤病。中医认为本病多由先天禀赋所致，也可因湿热内蕴、秽浊外壅引起，又称"体气""狐臊""狐气"等。

1. 临床诊断

本病多见于青年男女，以妇女更为多见，初起腋下易汗出，逐渐汗液色黄如柏汁，染着衬衣，带有臭气，若夏季或多汗时，臭气加剧，不可近人。腋下有棕纹缕孔，汗出黏腻，如膏似脂，味若野狐，严重者乳晕、脐、腹股沟、阴部等处均可有臭秽之气。

2. 中医分型

（1）秽浊内壅型：常有家族病史，多在青春期开始发病，腋下、乳晕、脐周、鼠蹊部、阴部均可臭如野狐，夏日或汗出时更甚，尤其腋下有棕纹缕孔时，则汗出色黄如柏汁沾衣，耳道多有柔软耵聍，舌脉如常人。

（2）湿热熏蒸型：常无家族病史，好发于夏季，腋下多汗，染着衬衣呈黄色，有轻微狐臭气，经洗浴后，可暂时减轻或消除，伴舌红苔腻，脉滑数。

药物外治法

（一）涂擦法

🥄 **处方 258**

沉香、檀香、木香、零陵香、麝香各等量。

【用法】上述药物分别研成细末，以茶水调匀，涂擦患处，1 天 2 次，5 天为 1 个疗程。

【适应证】各型狐气。

【注意事项】经期慎用，孕妇禁用。

【出处】《外科正宗》。

处方 259

川椒、陈皮、枯矾、白芷各 6g，冰片 0.5g。

【用法】先将前 4 味药共研为细末，再加入冰片，研成极细粉，装入小口瓶内备用。将腋臭部位用温水洗净擦干，用细纱布撒上药，在腋窝处揉擦按摩。1 天 2~3 次，10 天为 1 个疗程，一般 2~3 个疗程即愈。

【适应证】各型狐气。

【出处】《四川中医》1990，（3）：42.

（二）扑粉法

处方 260

大蜘蛛 3 枚，轻粉 3g，冰片 1g。

【用法】先将大蜘蛛焙干研细，兑入轻粉、冰片，共研细末。以纱布包药粉扑患处，每天 1 次，10 天为 1 个疗程。

【适应证】各型狐气。

【注意事项】注意避免蜘蛛咬伤。本药品有毒，避免长期使用，过敏者禁用。

【出处】李曰庆.《中医外科学》中国中医药出版社.

处方 261

白芷 10g，丁香 20g，密陀僧 15g。

【用法】将各药分别研为细末，和匀。以纱布包药粉扑患处，每天 1 次，10 天为 1 个疗程。

【适应证】各型狐气。

【出处】李曰庆.《中医外科学》中国中医药出版社.

处方 262

密陀僧、寒水石各等份。

【用法】先将上药研细末，过 100 目筛，装瓶备用。用清水洗净患处，擦干后取细粉适量扑患处。每天 2~3 次，10 天为 1 个疗程。

【适应证】各型狐气。

【注意事项】对铅过敏者忌用，治疗期间忌食辛辣厚味食品，2 个疗程无效者停用本法治疗。

【出处】《中国民间疗法》2016，24（1）：21.

（三）熏洗法

处方 263

甘松 10g，白芷 12g，佩兰 6g。

【用法】上药加水煎成药液，趁热熏洗腋下，1 天 1 次，10 天为 1 个疗程。

【适应证】各型狐气。

【出处】李曰庆 .《中医外科学》中国中医药出版社 .

（四）擦洗法

处方 264

5% 明矾水 20ml。

【用法】直接蘸取明矾水擦洗患部，1 天 2~3 次，10 天为 1 个疗程。

【适应证】各型狐气。

【出处】刘辅仁，张志礼 .《实用皮肤科学》人民卫生出版社 .

（五）贴敷法

处方 265

胡粉、牛脂各等份。

【用法】将胡粉调入牛脂中，搅拌和匀，调敷患处，每天 1 次，连用 1 周。

【适应证】各型狐气。

【注意事项】敷后干燥之时，宜以液体潮润，以免药物剥落及干板不适。

【出处】李曰庆 .《中医外科学》中国中医药出版社 .

（六）热熨法

处方 266

蒸饼热熨：蒸饼数块、密陀僧6g。

【用法】将面粉做成蒸饼（约0.3cm厚），趁热将饼劈开成二片，每片放入密陀僧6g，就热急夹于两腋下，略卧片刻，药饼冷了再弄热，再夹于腋下，连续3~4次，弃去药饼，隔日再用上法治疗1次，为1个疗程。

【适应证】各型狐气。

【出处】顾伯华.《实用中医外科学》上海科学技术出版社.

综合评按：狐臭之病，若为先天禀赋所致者，一般不需内服药物，外治即可；若为后天所得者，多内外合治。中药外治狐臭，用药范围广泛，用药方法多样，疗效确切可靠。本文所选诸法，各具其长：涂擦敷贴，简便易行，疗效可靠，最为多用。扑粉之法，腋臭多汗者可施。热熨之法，具药力加热力之效。熏洗擦洗，洗除秽气，兼施药力。临床应据其不同病情，或一法独施，或数法互用。对于后天所得者，单用中药外治，往往不易奏效，尚需结合内服药物，清热解毒，芳香化湿，才能取得较好的疗效。此外，对有些久治不愈的患者，可进行外科手术切除或腋臭剥离术。目前临床运用较为广泛的有电离子治疗仪、CO_2激光、大汗腺修剪法、微小口皮下修剪术结合皮下搔刮术等治疗方法，临床可根据情况综合选择。在治疗的同时，患者应注意清洁卫生，勤洗澡，勤换衣，尤其在劳动出汗之后，应注意清洗以保持皮肤的清洁与干燥。由多汗症引起者应治疗多汗症，忌食刺激性食物与酒类。

第二十九节　鸡眼

鸡眼是由于皮部长期受压和摩擦引起的角质增生性损害。损害为蚕豆大或豌豆大角质锥状体，质坚实。境界清楚，淡黄色至深黄色不等，光滑而稍透明。略凸出于皮面。中医称为"肉刺"，亦称为鸡眼。

1. 临床诊断

（1）为蚕豆大或豌豆大，淡黄色至深黄色圆锥形角质增生体，其基底向外略高于皮面，表面光滑有明显皮纹，质坚实稍透明，尖端向内压于真皮乳头层上，产生明显疼痛，在趾间者常因浸渍而变软。

（2）好发于足掌接触鞋底的着力点，或手指、足趾受压和摩擦部位。

（3）一般损害可有数个，对称发生。

2. 中医分型

中医认为鸡眼是由于足掌或手指、足趾长期受压和摩擦等刺激后，气血运行不畅，致局部皮肤增厚所致。中药外治一般不予分型。

一、药物外治法

（一）贴敷法

处方 267

藏红花、地骨皮等份。

【用法】取藏红花、地骨皮等份，混匀后用中火在微波炉中烘烤 2~3 分钟，待其完全冷却，用粉碎机粉碎成细末，过 80 目筛。用时用食用醋或小麻油将上述药粉调成糊状，患处常规消毒后，将调制的药物外敷于鸡眼处，然后用贴敷胶布固定，每天更换 1 次，7 天为 1 个疗程。

【适应证】鸡眼。

【出处】《中西医结合研究》2014，6（3）：153.

处方 268

蜂胶（从巢箱上口或继箱下口刮铲的蜂胶）适量。

【用法】先用热水将患处浸泡约 30 分钟，浸泡过程中不断加入热水以维持温度，待患处皮肤软化后，先采用常规方法刮削鸡眼的外部角质层，然后用消毒棉擦净并晒干患处，将事先准备好的蜂胶捏成比患处略大的蜂胶饼，饼厚 2~3mm，贴敷在患处，再用纱布固定蜂胶饼，3~5 天更换 1 次，连续使用 3~5 次。

【适应证】鸡眼。

【注意事项】贴敷治疗期间患处不能沾水。同时注意穿着宽松的鞋、袜。

【出处】《时珍国医国药》2008，9（19）：2277.

（二）涂擦法

🥣 处方 269

乌梅 30g，醋半斤。

【用法】将乌梅研细后置醋中浸泡 7~10 天，用浸液涂擦患处，每天 2~3 次，7 天左右可使鸡眼脱落。

【适应证】鸡眼。

【出处】《赤脚医生杂志》1980，（1）：5.

🥣 处方 270

蛇蜕粉 20g，乌梅肉 20g

【用法】上述方药加醋调敷患处，每天换药 1 次。

【适应证】鸡眼。

【注意事项】注意保护正常皮肤，如出现过敏现象立即停止使用。需在医生的正确指导下坚持治疗一段时间，方可取得较好疗效。

【出处】毛登峰.《民间验方》天津科学技术出版社.

🥣 处方 271

新鲜萝藦藤或叶柄折断面的乳白色液适量。

【用法】将上述乳白色液涂于鸡眼上，每 2 天 1 次，3~10 次可使鸡眼干枯脱落。

【适应证】鸡眼。

【出处】《赤脚医生杂志》1980，（1）：5.

（三）熏洗法

🥣 处方 272

川牛膝 10g，透骨草 10g，威灵仙 10g，皂角刺 10g，黄精 10g，白芷 10g，当归 10g，补骨脂 20g，鸡血藤 15g。

【用法】将中药加水 2500ml，或根据药量决定加水量，一般将水浸过药面。煎沸后，再用小火煎 10~15 分钟，趁热先熏后泡足 30 分钟。足浴毕，将药布包取出略拧干。留待第 2 天，再放入足浴盆内加热熏泡，每剂方药用 2 次，疗程 2~3 周。

【适应证】鸡眼。

【出处】《中医外治疗法杂志》2015，42（2）：18.

二、非药物外治法

（一）艾灸疗法

处方 273

患病部位。

【操作】先用温热水浸泡患处 15 分钟，待鸡眼角质软化后，用毛巾拭净，点燃艾卷灸阿是穴，以患者略感疼痛，皮肤红润为度，每次约 20 分钟，1 天 1 次，7 天为 1 个疗程，疗程间隔 2~3 天。

【适应证】鸡眼。

【出处】《江西中医院》1988，（6）：37.

（二）火针疗法

处方 274

患病部位。

【操作】局部行无菌消毒处理后，进行麻醉，选择 8mm 型传统火针在酒精灯烧透针尖及针身至通红后，瞄准鸡眼局部及周围深刺多处至鸡眼根部，出现蜂窝状密麻针眼后，外敷消毒纱布包扎数日，保持局部干燥，减少行走及局部挤压。

【适应证】鸡眼。

【出处】《中医外治疗法杂志》2015，2（42）：64.

（三）灯火灸疗法

处方 275

患病部位。

【操作】先以温水浸泡患处，待周围角质层软化，用小刀刮法。将灯心草蘸香油点燃，待火焰略一变大，立即垂直使其接触鸡眼，待发出清脆"啪啪"的爆炸声，火亦随之熄灭。1 次不愈，5 天后进行第 2 次治疗，一般 1~3 次可愈。

【适应证】鸡眼。

【出处】张奇文.《中国灸法》天津古籍出版社.

（四）穴位注射疗法

处方 276

患侧太冲、太溪。

【操作】以当归注射液，每次每穴注入 0.5ml，1 天 1 次，7 天为 1 个疗程。

【适应证】鸡眼。

【出处】刘建洪.《穴位药物注射疗法》江西科学技术出版社.

三、综合外治法

毫针法兼薄贴法

处方 277

患病部位。

【操作】局部严格消毒，右手持 1 寸长毫针，以鸡眼中心为针刺点，针尖对准鸡眼角化中心核向下快速直刺至鸡眼根底部，当针经历一种突破感即停止进针；另取 4 根 1 寸长毫针从鸡眼的上下左右向基底部以 45° 刺至鸡眼的根尖部。共 5 针，留针 30 分钟，留针期间运用快速提插捻转法行针 2~3 次。出针时针孔有少许血液流出，迅速将准备好的鸡眼膏紧贴于针刺后的鸡眼上。一次不愈者，换鸡眼膏 1 次。

【适应证】鸡眼。

【注意事项】患者 3 天内手术部位勿着水。

【出处】《上海中医药杂志》2003，7（37）：15.

综合评按： 中药治疗鸡眼，以外治法为主，临床有效率可达 90.02%~100%。其中贴敷法治疗鸡眼，临床运用简便，痛苦较小，熏洗法和涂擦法对于表浅、多发、反复发作的鸡眼往往可作为首选疗法，也可作为手术激光等外治疗法后的巩固治疗。临床可根据情况选择针灸和小针刀治疗鸡眼，疗效亦较好，但有一定的痛苦。穴位注射法可配合其他外治法用于治疗多发性鸡眼。除中药外治法外，临床还可采用手术切除、电烙、二氧化碳激光烧灼、接触 X 线照射等外治法治疗鸡眼。此外防治鸡眼，要避免或减少局部受压及摩擦，穿鞋大小要合适，矫正鞋底凹凸不平，鞋内衬以松软的棉垫或海绵垫，矫正足部畸形，这些措施可以预防鸡眼加重和复发。

第三十节　虱病

虱病是寄生在人体的虱叮咬皮肤后所引起的瘙痒性皮肤病。主要临床表现为局部皮肤瘙痒和炎症反应。属中医学的"虱痒病""虱疮"范畴。

临床诊断

（1）有接触传染史。

（2）存在局限性皮肤瘙痒，散在的红斑、丘疹及小风团样皮疹，搔抓严重时可见抓痕、血痂，或伴有湿疹样改变和继发感染。

（3）内衣或毛发上发现虱和虱卵。

中医根据虱的不同种类和寄生部位，分头虱、衣虱和阴虱，以外治为主。如搔抓后造成皮肤的继发性损害，按相类疾病辨证施治。

药物外治法

（一）涂擦法

🔬 处方 278

百部 180g，75% 乙醇溶液 360ml。

【用法】将百部碾碎置 75% 乙醇溶液内，浸泡 7 昼夜过滤去渣备用。

【适应证】虱病。

【出处】北京中医医院.《赵炳南临床经验集》人民卫生出版社.

🔬 处方 279

止痒酊：蛇床子、百部各 25g，50% 乙醇溶液 100ml。

【用法】以 50% 乙醇溶液浸泡诸药，24 小时后过滤即成，外擦患处，1 天数次。

【适应证】虱病。

【出处】梁剑辉.《常见皮肤病中医治疗简编》人民卫生出版社.

🔬 处方 280

除虫菊 1g，白酒 200ml。

【用法】以白酒浸泡除虫菊，7 天后取药液外擦患处，可杀头虱。

【适应证】虱病。

【出处】李曰庆.《中医外科学》中国中医药出版社.

🔬 处方 281

苦参 100g，百部 200g，樟脑 30g，水杨酸 20g。

【用法】苦参 100g、百部 200g，加 95% 乙醇溶液 200ml、蒸馏水 300ml 浸泡 72 小时，滤过备用；樟脑 30g、水杨酸 20g，用 95% 乙醇溶液 100ml 稀释后加备用液混合，混合液加地塞米松注射液 30mg 即成。每天 2 次直接涂患处（不需剃去阴毛），涂药期间不要洗澡及更衣，以保持药效，彻底杀灭皮肤和阴毛上的阴虱及卵，连用 3 天后换洗衣褥。视病情每天涂药 1 次或隔日 1 次。

【适应证】虱病。

【注意事项】对乙醇、水杨酸过敏者及孕妇禁用。

【出处】《现代中西医结合杂志》2007，16（11）：1521.

处方 282

蛇床子 30g，百部 20g，苦参 50g，白鲜皮 50g，黄柏 25g。

【用法】水煎后坐浴，每天 1 次，每次 30~40 分钟，3 天后复查，如改善可再次用药 3 天。

【适应证】阴虱瘙痒难忍者。

【出处】《辽宁中医杂志》2004，31（5）：396.

处方 283

银杏无忧散：水银（铅制）、轻粉、北杏（去皮尖，捣膏）、芦荟、雄黄、狼毒各 10g，麝香 1g。

【用法】除水银、杏仁膏外，上药共研细末，再加入水银和杏仁膏研匀，先以石菖蒲适量煎汤洗患处，洗后用冷水调药粉涂擦患处。

【适应证】阴虱。

【注意事项】本品有毒，避免长期使用，仅限局部使用，孕妇及过敏者禁用。

【出处】梁剑辉.《常见皮肤病中医治疗简编》人民卫生出版社.

处方 284

百部、雄黄、明矾各 10g。

【用法】将上药研末，加醋适量，调成稀糊状，外涂患处。

【适应证】衣虱。

【出处】李曰庆.《中医外科学》中国中医药出版社.

处方 285

风油精适量。

【用法】无须剃除患处毛发，用棉签蘸取风油精直接涂于有阴虱的阴毛区和附近的皮肤上，注意避开阴囊及小阴唇等处，以避免产生灼痛。每天早、晚各 1 次，3 天为 1 个疗程，未愈者重复 1 个疗程，1 周后复查。

【适应证】阴虱。

【注意事项】在治疗期间要求夫妻或性伴侣同诊同治，禁止性生活，浴衣、浴巾、内衣裤用开水烫洗，被褥暴晒。

【出处】《社区医学杂志》2007，5（22）：29.

（二）烟熏法

处方 286

银朱纸适量。

【用法】取银朱纸烧烟熏患处，可杀灭阴虱。银朱纸制法：银砂 3g，火纸卷为 7 条即成。

【适应证】阴虱。

【注意事项】本品有毒，避免长期使用，仅限局部使用，孕妇及过敏者禁用。

【出处】刘道清.《中国民间疗法》中原农民出版社.

（三）熏洗法

处方 287

百部、明矾各 30g。

【用法】以水适量，入诸药煎汤洗头，每天 1 次，连用 7~10 天。

【适应证】虱病。

【出处】李曰庆.《中医外科学》中国中医药出版社.

处方 288

百部、苍术各 30g，槟榔 15g。

【用法】以水适量煎汤熏洗患处，3~4 次可愈。

【适应证】阴虱。

【出处】中医研究院革命委员会.《常见病验方研究参考资料》人民卫生出版社.

处方 289

枯矾、川椒、朴硝、野菊花各 50g。

【用法】将上药加水适量，煎汤熏洗患处。

【适应证】衣虱致全身瘙痒较重者。

【出处】李曰庆.《中医外科学》中国中医药出版社.

（四）浸洗法

处方 290

百部 30g，苦参 30g，蛇床子 30g，川椒 15g，黄柏 15g。

【用法】将上药加水 1000ml，浸泡 30 分钟，水煎去渣，用汤汁涂洗感染部位，每天 2~3 次，每次 30 分钟。至少持续 1 周以上，直至皮肤瘙痒消失为止。

【适应证】虱病。

【注意事项】药物勿入口眼。洗头后，用篦梳尽量篦下虱、虮，以便彻底治愈。体虱、阴虱每次外洗后更换内衣裤，污染的内衣裤和床上用品应煮沸灭虱，每天日光暴晒被褥。有性伴侣者，应男女同治，治疗期间忌房事及辛辣食物。

【出处】《中国民间疗法》2010，18（7）：21.

综合评按：虱病以外治为主，采用涂擦、熏洗、烟熏等方法，可直接杀灭虱及虫卵，疗效可达 100%，安全可靠。在治疗中，需同时改善卫生条件和生活习惯，勤换洗被褥以消除虱的传染源，并且要做到夫妻同查同治，以免再次感染。

第三十一节　皮肤猪囊虫病

皮肤猪囊虫病是由于猪囊尾蚴（猪囊虫的幼虫）寄居在皮肤所引起的一种皮肤病。其主要表现为皮下或肌肉内结节，呈囊包状，触之有海绵感，久则质硬且干坚。中医称此囊包为"疱肉"。

临床诊断

（1）基本损害为位于皮下或肌肉的结节，可高出皮面或深居皮下，黄豆至核桃大小，表面光滑而有弹性，与肌肤无粘连，可移动。数目不等，可有数个至数百个。其发病原因不定，除寄居在皮肤肌肉外，尚可侵扰人体各部，产生相应症状。一般无痒痛感，病程缓慢。

（2）实验室检查可见嗜酸性粒细胞数目增高，用无菌新鲜囊液（1∶1000）0.2ml 进行皮内注射，数小时后注射部位发生红斑或水疱者为阳性，如结果为阴性，可增加浓度再做试验。

中医外治不分型，主要目的为杀死虫体。

药物外治法

（一）灌肠法

处方 291

雷丸粉、槟榔粉、浙贝粉各 6g，使君子粉 2~3g。

【用法】上药混合，加水 100~150ml，或用文火煎片刻（不宜过长），进行高位保留灌肠，连用 5 天为 1 个疗程，对杀死虫体有一定作用。

【适应证】疱肉。

【出处】《临床皮肤科杂志》1986，（2）：73.

（二）坐药法

处方 292

雷丸、槟榔、浙贝各等份。

【用法】将上药混合，制成重 2、4、6、8g 的栓剂，便后放入缸内，每天 6~8g。

【适应证】疱肉。

【出处】《临床皮肤科杂志》1986，（2）：73.

综合评按： 中药外治法治疗皮肤猪囊虫病，临床报道很少，少数人不主张用外敷药，强调辨证治疗全身症状，杀死虫体。本文所选灌肠和坐药二法，即为杀死虫体而设。二法直接纳药于直肠之内，作用于虫体的生活环境中，对杀死虫体具有一定的作用。而对于皮肤包囊，初起数目尚少者可进行手术摘除，摘除时应使包囊完整而不使其破裂，或于包囊内注入乙醇溶液或盐酸依米丁，也可用烙器（铁制、铜制、银制）烧赤烙之。本病应贯彻预防为主的原则，注意饮食卫生，不吃未煮熟的食物。

第三十二节　斑秃

斑秃是一种毛发骤然成片脱落的皮肤附属器官疾病，其特点是：起病迅猛，头发骤然发生面积大小不等、形状不一、呈圆形或不规则形的脱落，脱发处毫无炎症，亦无任何自觉症状。头发全部脱落称全秃、全身毛发均脱落者称普秃。本病发病原因不清，属中医学之"油风""鬼剃头"范围。

1. 临床诊断

（1）发病前大多有精神创伤或过度紧张等情况。

（2）起病突然，无任何自觉症状，患者头发迅速成片脱落，呈圆形或不规则形，小如指甲，大如钱币，数目不等，皮肤光滑油亮。

（3）严重者全部头发均脱落，甚至累及眉毛、胡须、腋毛、阴毛，称为普秃。

2. 中医分型

（1）血热生风证：突然脱发，成块成把，发展迅猛，偶有瘙痒，可伴有头部烘热，心烦易怒，急躁不安等。舌质正常或红，苔薄白或黄，脉数。

（2）血瘀阻滞证：脱发多伴头痛，面色晦暗，舌质暗红或有瘀斑，脉沉细。

（3）气血两虚证：脱发呈进行性加重，脱发区可见少数散在性参差不齐的残存头发，但轻轻触摸就会脱落，头皮松软光亮，伴有气短语微，倦怠乏力，头昏嗜睡等全身症状，舌质淡白，脉虚细弱。

（4）肝肾阴虚证：平素头发焦黄或发白，发病时头发常以均匀的方式大片脱落，患者年龄多在 40 岁以上，可伴有腰膝酸软，头晕目眩，面色㿠白等症状，舌质淡白，脉细弱。

一、药物外治法

（一）涂擦法

处方 293

斑秃擦剂：红花 60g，干姜 90g，当归、赤芍、生地、侧柏叶各 100g。

【用法】将上药切碎，放入 75% 乙醇溶液 3000ml 中，密封浸泡 10 天，取浸液外擦患处，每天 3~4 次，15 天为 1 个疗程。

【适应证】各型斑秃。

【出处】《中医杂志》1984，25（4）：76.

处方 294

复方斑秃灵搽剂：此搽剂由 A 液和 B 液组成。A 液为黄芪 50g，当归、丹参各 30g，侧柏叶、川芎、干姜、花椒、尖干辣椒各 20g，加入 75% 乙醇溶液 1000ml，浸泡 2 周，去渣取液，加入适量二甲基亚砜，装瓶备用。B 液为新鲜鸡蛋 10 枚，打碎搅匀，加入 200ml 食醋，搅匀后倒入一小瓦罐内，密封，2 周后备用。

【用法】使用时，先擦 A 液后按摩患处，至皮肤呈充血状，再外擦 B 液。

【适应证】斑秃之血瘀阻滞证。

【出处】《中国皮肤性病学杂志》1999，13（3）：176-177.

处方 295

斑蝥酒：斑蝥 5g、侧柏叶 10g、辣椒 10g、干姜 5g、白僵蚕 10g。

【用法】以上方药按比例研为粗末，以 75% 乙醇溶液浸泡 1 周备用。用时以脱脂消毒棉蘸少许药液反复涂擦脱发处，直至出现微热或轻微刺激为度。3 个月为 1 个疗程，半年内不见效可改用他法治疗。

【适应证】各型斑秃。

【注意事项】处方药液有毒，切勿入眼口黏膜处，用时蘸少许药液，以不流淌至正常皮肤为宜。孕妇禁用。

【出处】《内蒙古中医药》1993，（1）：21-22.

处方 296

紫红生发酊：干姜 300g，补骨脂 60g，红花 40g，白芥子 30g，透骨草 60g，紫荆皮 60g。

【用法】采用渗漉法制备酊剂，于患处涂抹药物，每天 2 次。1 周为 1 个疗程，两组患者均持续用药 6 个疗程。嘱患者畅情志，规律休息。

【适应证】斑秃之血瘀阻滞证。

【出处】《宁夏医科大学学报》2019，（1）：94-97.

处方 297

鲜侧柏叶 200g，骨碎补 200g，75% 乙醇溶液 2000ml。

【用法】上药在乙醇溶液中浸泡两周，过滤备用，擦时用生姜切片蘸药液在脱发区反复用力摩擦，有发热烧灼者为佳，每天 3~4 次，10 天为 1 个疗程。

【适应证】斑秃之血热生风证。

【出处】《医学科普》1984，（1）：31.

（二）湿敷法

处方 298

艾叶、菊花、薄荷、防风、藁本、藿香、甘松、荆芥、蔓荆子各 9g。

【用法】将上药水煎取液，用毛巾或 6~8 层纱布浸入其中，蘸取药液敷患处，每天 2~3 次，每次 30 分钟，10 天为 1 个疗程。

【适应证】斑秃之血热生风证。

【注意事项】药液温度要适中，以不热不凉为佳。

【出处】《外科正宗》。

（三）擦洗法

处方 299

斑蝥 9g，紫荆皮 30g，樟脑 12g，白酒 1000ml。

【用法】将上药各于白酒中浸泡两周后，过滤取汁，擦洗患处，1 天 2~3 次，10 天为 1 个疗程。

【适应证】斑秃之血热生风、血瘀阻滞证。

【注意事项】处方药液有毒，切勿入眼口黏膜处，用时蘸少许药液，以不流淌至正常皮肤为宜。孕妇禁用。

【出处】《中医外科学》。

处方 300

补骨脂 30g，何首乌 30g，菟丝子 15g，百部 15g，白酒 1000ml。

【用法】将上药各于白酒中浸泡两周后，过滤取汁，擦洗患处，1 天 2~3 次，10 天为 1 个疗程。

【适应证】斑秃之气血两虚、肝肾阴虚证。

【出处】张漫华.《中医皮肤病诊疗》广西人民出版社.

（四）浸洗法

处方 301

苦参、黄柏、苍术、白芷、地肤子、白鲜皮、百部、防风、甘草各 15g。

【用法】上药加水煎成约 1000ml 药液，将脱发区浸入药液中 10~30 分钟，取出后再以清水洗净，每天 1 次，10 天为 1 个疗程。

【适应证】斑秃之血热生风证。

【出处】《中西医结合杂志》1978，（2）：108.

（五）贴敷法

处方 302

雄黄、硫黄、凤凰衣各 15g，炮甲珠 9g，滑石粉 30g，猪板油 30g。

【用法】先将诸药研极细末，以猪板油和匀，然后再兑入适量猪苦胆汁，共调成软膏，贴敷于患处，或以纱布包好反复外擦患处，每天 2~3 次，10 天为 1 个疗程。

【适应证】斑秃之气血两虚证和肝肾阴虚证。

【注意事项】本品有毒，不可长期使用，需置密闭干燥环境中贮藏，孕妇禁用。

【出处】《新医学杂志》1974，（1）：33.

二、非药物外治法

（一）艾灸疗法

处方 303

脱发区。

【操作】将艾条一端点燃，对准脱发区距头皮 1.5~3cm 的距离施灸，使患部有温热感而无灼痛，直至皮损区红润。每天上午、下午各灸 1 次，每次灸 15 分钟，连续治疗约 30 天。

【适应证】各型斑秃，全秃和普秃者不适用。

【出处】《中国针灸》2011，31（3）：285.

（二）火针疗法

处方 304

背俞穴和督脉背部穴位：肺俞、心俞、膈俞、肝俞、脾俞、肾俞、大椎、至阳、命门。任脉腹部穴位和胃经腹部穴位：中脘、下脘、气海、关元、天枢、外陵、水道。

【操作】首先患者取俯卧位，取背俞穴和督脉背部穴位，用75% 乙醇溶液消毒皮肤，术者右手持中粗火针，左手持酒精灯，将中粗火针置于酒精灯外焰上，先加热针体，再加热针尖，针身的烧针长度与刺入的深度相等，待针身烧至通红后，对准穴位垂直刺入 1~1.5cm；然后患者取仰卧位，取任脉腹部穴位和胃经腹部腧穴，操作同前；最后患者取坐位，取阿是穴（斑秃区），用75% 乙醇溶液消毒皮肤，多头火针烧红后，采用速刺疾退法，每次 0.5 秒，从脱发区边缘向脱发区中心散刺，刺破即可，无须过深，尽量令瘀血流出至其自止。每星期治疗 1 次，14 次为 1 个疗程。

【适应证】各型斑秃，全秃和普秃者不适用。

【出处】《上海针灸杂志》2013，32（12）：1032-1034.

（三）黄蜡灸疗法

处方 305

上等黄蜡片适量。

【操作】先将面粉调和成面团，以湿面粉团沿着斑秃边缘围成一圈，高出皮肤约 3cm，圈外围布数层，防止烘肤烧发，圈内放入上等黄蜡片约 1cm 厚，随后以铜勺（或铁勺）盛灰火在蜡上烘烤，使黄蜡熔化、皮肤有热痛感即可，灸完洒冷水少许于蜡上，冷却后揭去围布、面粉团及黄蜡。

【适应证】各型斑秃。

【注意事项】若灸时蜡液沸动，患者施灸处出现痒感，随后痛不可忍，应立即停止治疗。

【出处】田从豁，臧俊岐.《中国灸法集萃》辽宁科学技术出版社.

（四）磁疗法

处方 306

800~1500 高斯磁片。

【操作】将磁片按常规方法贴敷在脱发区，7~15 天为 1 个疗程，可连续贴敷。

【适应证】各型斑秃。

【出处】管汾.《实用中医皮肤病学》甘肃人民出版社.

（五）耳穴压丸法

处方 307

取耳部肾、肺、内分泌、交感及斑秃相应耳穴。

【操作】将王不留行籽置于 0.3cm×0.5cm 的胶布中央，贴双耳上述穴位，嘱患者每天压丸 4~6 次，每次每穴按压 1~2 分钟。

【适应证】各型斑秃。

【出处】刘辅仁，张志礼.《实用皮肤科学》人民卫生出版社.

（六）埋线疗法

◢ 处方 308

主穴取阿是穴，配穴分二组：①膏肓、肝俞、脾俞、肾俞、曲池；②百会、肺俞、膈俞、足三里、三阴交。

【操作】采用注线法，分两步操作，第一步主穴埋线，曝露患部即阿是穴，穴位处用碘常规消毒，用2%利多卡因表皮局麻，再用无菌镊子取一段适当长度（视斑秃大小而定）的羊肠线从注射针头前端穿入后接针芯，左手按压穴旁绷紧皮肤，右手将注射针从局麻进针点呈15~30°角沿皮刺入，按斑秃大小掌握好深度、方向，然后边退针边推针芯，将羊肠线埋入穴位，检查羊肠线无外露后，用无菌棉球按压止血，最后用无菌创可贴外贴；第二步配穴埋线，患者按选定的不同穴位取平卧或俯卧或侧卧位，在选定的穴位上用龙胆紫液做好标记，再用碘常规严格消毒，然后取出适当长度的羊肠线，用0.9%的生理盐水冲洗后放入针头内，不用局麻，像注射一样直接快速破皮进入穴位，深0.3~0.5cm，待患者穴位局部得气后，用针芯推入羊肠线后出针，检查未见线头外露后，用消毒棉签局部压迫止血并常规消毒，用无菌创可贴外贴。主穴埋线视羊肠线吸收情况而定，一般1个月行1次埋线。配穴埋线为治疗期10~20天埋线1次，4次为1个疗程；巩固期1个月埋线1次，4次为1个疗程，左右交替。

【适应证】各型斑秃，全秃和普秃者不适用。

【出处】《上海针灸杂志》2009，28（7）：397-398.

（七）电针疗法

◢ 处方 309

斑秃区边周、上星、百会、风池。

【操作】斑秃区皮肤常规消毒后，选用28号1寸毫针，先行飞针速刺操作。具体为：用右手拇、食、中三指指腹握持针柄，进针时拇指内收，食、中指同时相应外展，此时针体便迅速转动，当针处于快速旋转并抵达穴位时，通过腕、指力将旋转的针弹刺入穴位。入针后再行飞针催气，具体为：先将针作小幅度的捻转，然后松手，拇、食指张开，一捻一放，反复6次。

如此操作，在相距病变处 0.5~1cm 四周进行围针，后接上电针仪，采用疏密波，电流输出以患者可耐受为度。围针飞刺加电针，留针 30 分钟。每天治疗 1 次，15 次为 1 个疗程，疗程间休息 2~3 天。

【适应证】各型斑秃，全秃和普秃者不适用。

【出处】《中国针灸》2003，23（11）：659-660.

三、综合外治法

（一）火针疗法兼穴位注射疗法

🍵 处方 310

阿是穴（斑秃区）。

【操作】常规消毒阿是穴（即斑秃皮损处），用火针沿头皮皮损一侧斜刺 0.5~1.0cm，回抽无血后注入复方丹参注射液或复方当归注射液 0.5ml/cm^2。将回路的正极放置于入针处的对侧，加微电 0.3mA，每次 5 分钟，10 次为 1 个疗程；连续治疗 3 个疗程观察疗效。

【适应证】斑秃之气滞血瘀证和血虚风燥证。

【出处】《中医药临床杂志》2010，22（5）：445-447.

（二）梅花针叩刺兼毫针法

🍵 处方 311

肾俞、肝俞、太溪、三阴交、血海、膈俞、足三里、风池、百会、上星、率谷，并根据脱发部位归经配穴，额上者加内庭，头顶者加太冲，两侧者加外关，脑后者加后溪。

【操作】局部常规消毒，取直径 0.35mm 不锈钢毫针，进针得气后，行捻转补泻手法，以补法为主（针下气至的基础上，大拇指与食指末节的指腹部来回转针，有进有退，左捻针即拇指向前，次指向后为补），留针 30 分钟，每隔 10 分钟行针 1 次，隔两天 1 次，10 次为 1 个疗程。体针之后常规消毒梅花针及脱发区，操作者手持梅花针以腕力叩刺脱发部位，叩刺时针尖均匀分布，呈网状移动，叩刺力度视病情而定，脱发时间短、病情轻者以皮肤潮红为度，叩刺隔两天 1 次，10 次为 1 个疗程。

【适应证】各型斑秃，全秃和普秃者不适用。

【出处】《上海针灸杂志》2008，27（1）：27-28.

（三）紫外线照射兼贴敷法

处方 312

鲜生姜。

【操作】将鲜生姜捣烂如泥，涂于病损处，然后以紫外线照射，使患者皮肤出现红斑，每天 1 次，10 次为 1 个疗程。

【适应证】各型斑秃。

【注意事项】紫外线照射量要适当，过量则可使皮肤发生红肿甚至烧伤。

【出处】管汾.《实用中医皮肤病学》甘肃人民出版社.

综合评按：在本文所选诸法中，根据其法所选药物之不同而各有其长，涂擦之法，效宏力专，简便易行，各型均宜，最为常用；湿敷之法，实证生风证可施；贴敷之法，虚证各型常用；擦洗法不仅有药效之能，尚具按摩促进局部血液循环，促进代谢之功效；而浸洗法在药治之时又利用热力之能，祛风止痒，疏通血脉。现代疗法的紫外兼贴敷又有其长，不仅能调节神经功能，而且可兴奋表皮生发层细胞，促进毛发生长。穴位注射、梅花针叩刺可配合他法，并行不悖。总之，临证之时，应根据其证型，求因究委，灵活选法，根据其法，遣方用药。临床上若脱发面积大、发展快，甚至全秃、普秃者，应根据具体情况选择几种外治法相结合，并辨证论治配合内服药物，亦可取得满意疗效。

此外，在治疗的同时，应该嘱咐患者劳逸结合，保持心情舒畅，切忌忧愁悲观。对于医生来说，在调治中应该有耐心和信心，处方用药不要频繁更改，应该专注守方，坚持治疗，才能取得满意的疗效。患者应多食富含维生素的食物，多食红枣、桑椹、黑芝麻、黑豆、核桃等。加强头发护理，经常按摩头皮，发病期间不烫发、不染发。

第三十三节　白癜风

白癜风是一种后天性的局限性皮肤色素脱失病。中医称"白驳风"。

1.临床诊断

（1）皮损为大小不等的局限性色斑，边界清楚，周边与健康皮肤交界色素较深；新发生损害周围暂时性炎性晕轮，数目或单发或多发，可连成大片，患处毛发可变白，无任何自觉症状，日晒后损害部有灼痒感。

（2）各年龄均可发病，但青年多见，经过缓慢，可长期无变化，亦可呈间歇性发展。

（3）全身各部均可发生，可散在，亦可仅局限一处，可对称亦可单侧发生，有时可呈节段性或带状分布。

（4）可并发甲状腺疾病、恶性贫血、糖尿病、支气管哮喘、异位性皮炎及斑秃等。

2.中医分型

（1）肝郁气滞证：白斑散在渐起，数目不定，伴有心烦易怒，胸胁胀痛，夜眠不安，月经不调，舌质正常或淡红，苔薄，脉弦。

（2）肝肾不足证：多见于体虚或有家族史的患者。病史较长，白斑局限或泛发，伴头晕耳鸣，失眠健忘，腰膝酸软，舌红少苔，脉细弱。

一、药物外治法

（一）涂擦法

🥣 **处方313**

复方补骨脂酊：补骨脂15g，何首乌10g，红花10g，紫草10g，骨碎补10g，白蒺藜15g，菟丝子15g，白芷15g。

【用法】将以上中药粉碎，过50目筛，将粉末密封在装有250ml 75%

乙醇溶液的容器内，每天搅拌3次。5天之后将上部的清液取出并密封保存。在剩余的药渣中倒入250ml 75%乙醇溶液，以同样的方法搅拌、保存。5天后取出上清液。将两次所得药物清液混合，并加入75%乙醇溶液适量，以保证药液达到500ml。将复方补骨脂酊涂于患处，每天3~4次。连续治疗4个月，期间不使用其他药物。

【适应证】各型白癜风。

【出处】《中医民间疗法》2017，25（4）：23.

处方 314

白癜灵酊：菟丝子、补骨脂、细辛、密陀僧、自然铜、绿矾、血余炭、炉甘石、鳝鱼血、75%乙醇溶液等。

【用法】将前3味药浸没于75%乙醇溶液中10天，去渣，澄清；后6味药分别研细，过100目筛，按比例混合，装瓶备用。临用时，取澄清液适量于容器中，将活鳝鱼悬吊固定（穿在竹筒内），剪去尾部放血约10ml，直接滴入澄清液内，边滴边搅拌，最后加入药粉，调成稀糊状即成。

【适应证】各型白癜风。

【出处】《江苏中医》1996，17（9）.

处方 315

抗白灵霜：补骨脂40g，汉防己甲素5g，甘草40g，白芷10g，乌梅5g，硬脂酸130g，液体石蜡54ml，三乙醇胺6.6ml，单硬脂酸甘油酯38g，凡士林8g，尼泊金乙酯1g，水适量，共制成1000g。

【用法】将方中乌梅、白芷、甘草，加水10倍量，煎煮1小时，弃渣取汁，滤过，滤液浓缩成40ml，备用。将补骨脂粉碎成粗粉，加40%乙醇溶液1000ml，浸泡1周，弃渣取汁，滤过，滤液挥去乙醇并浓缩成300ml，与乌梅等浓缩液合并，将汉防己甲素加入并搅拌溶解，为霜剂水相料。将硬脂酸、单硬脂酸甘油酯、液体石蜡、凡士林一起加热熔融至75~80℃，为油相料。在水相料中加入三乙醇胺、尼泊金乙酯、水，搅拌使溶，并加热至75~80℃。将水相料加入油相料中，顺一个方向不断搅拌至冷凝，分装，即得。

【适应证】各型白癜风。

【出处】《南京中医药大学学报》1997，13（3）.

二、非药物外治法

（一）耳穴压丸法

处方 316

主穴：肾上腺、肺、内分泌、膈；配穴：心、额、皮质下、交感、脑点、神门。

【操作】用胶布粘上油菜籽，贴于所选耳穴，并可根据发病情况选取如目、外鼻、面颊等穴，以预防颜面出现白斑。贴压时，虚寒证手法要轻，湿热证手法及刺激要重，贴压 1~3 天后，每天捏压菜籽数次，其次数和强度随天数而增。7~10 天换贴一次，两耳交替治疗，可间断加用梅花针叩刺和内服中药（乌梅、首乌各 25g，当归、红花各 10g）。14~20 天为 1 个疗程。

【适应证】各型白癜风。

【出处】《新中医》1978，14（11）：28.

（二）艾灸疗法

处方 317

阿是穴。

【操作】一法：将艾条点燃，对准患处，由外向内一圈圈缩小，将白斑处灸至高度充血，1 天 1 次，连续 7~8 天。此后当将患处灸至深红色或接近正常肤色时，可 1 天 1~2 次，当患处与正常肤色相同时，再灸 3~5 次，以巩固疗效。二法：点燃艾卷一端，施灸患处，如患者有温热舒适感觉，就固定不动灸至白斑高度充血。1 天 1~2 次，疗程 26~30 天。

【适应证】各型白癜风。

【出处】田从豁，臧俊岐.《中国灸法集萃》辽宁科学技术出版社.

处方 318

阿是穴。

【操作】将鲜生姜切成厚约 0.3cm 的姜片，姜片大小可据施灸患处面积大小而定，用细针将姜片中央穿刺数孔，放在患处，上置艾炷（大小可据皮损大小而定，一般如麦粒黄豆或绿豆大）点燃施灸。每次灸 5~8 壮，1 天 1 次，疗程 10~15 天。

【适应证】各型白癜风。

【出处】田从豁，臧俊岐.《中国灸法集萃》辽宁科学技术出版社.

三、综合外治疗法

火针疗法兼艾灸疗法

处方 319

阿是穴（局部皮损）、足三里。

【操作】

（1）火针疗法 ①阿是穴：患者取安静舒适位，暴露皮损，先用 75% 乙醇溶液常规消毒患处及周围皮肤，再用 2% 利多卡因注射液做患处周围皮肤的局部麻醉，之后操作者左手持点燃的酒精灯，右手拇、食、中指持针，置针体于火焰中心，待针尖烧红后，对准皮损部位快、准、稳刺入，迅速拔出，针刺深度不超过基底层，如此反复地由病变部位外缘向中心点刺，稀疏均匀，针尖距离为 3~5mm，以局部潮红为度。②足三里穴：针刺深浅根据病情、体质、年龄等因素，一般进针 2cm，每次每穴 3 针，操作完毕后用干棉球按压针孔。以上操作 7 天一次，4 次为 1 个疗程，连续治疗 3 个疗程观察疗效。

（2）艾灸疗法 施灸部位同上。操作方法：患者取安静舒适位，暴露皮损及足三里，点燃艾条一端后熏灸，灸火约距皮肤 0.5~1 寸，采用温和悬灸法，以能够忍受为宜，病灶多且散在分布者可分批灸治，每次时间 30 分钟，灸至皮肤变深红或接近患者正常肤色为佳。每天一次，一般 4 周为 1 个疗程。连续治疗 3 个月观察疗效。

【适应证】各型白癜风。

【出处】《黑龙江中医药》2004，（4）：47.

综合评按：白癜风的治疗比较困难，目前尚无特别满意的疗法。中药外治以涂擦法临床运用较多；艾灸疗法之隔药灸法仅适用皮损面积较小者，回旋灸法适用于皮损面积较大者；火针可通络活血，改善微循环，刺激局部炎症反应，对于面积较局限的白癜风患者可作为首选，若临床患者痛苦较大可局部贴麻，增加患者的依从性。临床上治疗白癜风的方法很多，往往几种外治法联合现代激光技术可提高治愈率，中药内服治疗白癜风有一定疗效，内治外治相结合，可提高疗效。

第三十四节　黄褐斑

黄褐斑是指颜面部出现褐色的色素异常性皮肤病。中医称之为"面尘""黛青斑""肝斑"等。本病多发生在面部，无自觉症状，日晒后加重。常发生于孕妇和月经不调的女性，部分患者可伴有肝病、结核病及其他慢性疾病，化妆品使用不当亦可诱发本病。

1. 临床诊断

（1）多见于颜面的色素斑，呈黄褐色至暗褐色，形状不规则，境界清楚或模糊不清，邻近者倾向融合，尤以两颊、额、鼻、唇及颏等处多见。

（2）一般无自觉症状。

2. 中医分型

（1）肝郁气滞证：表现为浅褐色至深褐色斑片，大小不等，边缘不整，呈地图或蝴蝶状，对称分布于面周、颜面，伴有胁肋胀痛，胸脘痞闷，烦躁易怒，纳谷不馨，口苦，嗟太息，女子月经不调，经前皮损多颜色加深，两乳作胀，脉弦滑，舌苔薄白。

（2）脾虚湿蕴证：表现为粟皮色地图状斑块，对称分布于鼻翼、前额、口周，境界模糊，自边缘向中心逐渐加深，伴胸胁支满、头昏目眩、呕吐清水痰涎，脘部有振水声，形体素盛今瘦，小便不利，舌淡水滑，脉象濡滑。

（3）肝肾不足证：黑褐色斑块，面色晦暗，伴头晕耳鸣，腰膝酸软，五心烦热，形体消瘦，舌红少苔，脉象细数。

（4）气滞血瘀证：斑色灰褐或黑褐，伴有慢性肝病或月经有黑色血块，或痛经，舌暗红有瘀斑，脉涩。

一、药物外治法

(一) 涂擦法

🥣 处方 320

白芷粉 5g，雪花膏适量。

【用法】以温水洗脸，用毛巾拭干水渍，然后将上述药膏早晚外涂患处，稍加按摩，温柔揉搓以促进药物吸收，4 周为 1 个疗程。

【适应证】各型黧黑斑。

【注意事项】清淡饮食，忌食辛辣辛发食物，避风寒，慎起居，畅情志，注意防晒，禁止滥用药物、保健品等。

【出处】《实用中医内科杂志》2014，28（8）：28-29.

🥣 处方 321

头面五升，白蔹、瓜蒌瓢、白附子、白芷、川芎、白及、零陵香、白檀香各 1 两。

【用法】上药细捣为散，更入绿豆面 2 升相和均匀，每天擦洗手面，可常用。

【适应证】各型黧黑斑。

【出处】《普济方》。

🥣 处方 322

甘松、山奈、茅香各 15g，白僵蚕、白及、白蔹、白附子、天花粉、绿豆粉各 30g，防风、零陵香、藁本各 9g，肥皂 9g，香白芷 30g。

【用法】上药共研细末，每天早晚蘸末摩擦患部，可常用。

【适应证】各型黧黑斑。

【出处】《外科证治全书》。

(二) 贴敷法

🥣 处方 323

复方当归糊剂：当归、川芎、沙参、柴胡、防风、天花粉各 20g，冬瓜仁、白芷、白及、绿豆各 10g。

【用法】将上述中药混合研末，过 220 目筛，取药粉 10g，蜜糖、3% 过氧化氢各 3ml，10% 枸橼酸钠 5ml，精面粉及 40℃水少许混合成糊状。将中药糊剂敷于面部，用湿热棉垫覆盖，30 分钟后清除，按摩地仓、迎香、太阳、瞳子髎、承泣、印堂、听宫等穴位。1 周治疗 1 次，10 次为 1 个疗程。

【适应证】各型鳖黑斑。

【出处】《临床皮肤科杂志》1989，18（6）：316.

（三）中药面膜疗法

处方 324

生晒参 30g，当归 10g，白茯苓 20g，白术 20g，白芷 15g，白附子 20g，冬瓜仁 20g，滑石 15g。

【用法】上方共研为细末，治疗时每次取上述细末 10g，加入一个生鸡蛋蛋清、5ml 白醋，加入适量蜂蜜调节干湿度（以能敷面为度），混合均匀，制成面膜，患者取仰卧位，选择 40~45℃的温水清洁面部皮肤；蒸面 5~10 分钟，使皮肤毛孔扩张，用软毛刷将自制面膜（所用该面膜即用即配）涂于皮损处保留 20 分钟。每周 2 次，6 周为 1 个疗程。2 个疗程后观察疗效。

【适应证】各型鳖黑斑。

【出处】《江西中医药》2010，42（2）：36-37.

（四）敷脐法

处方 325

白僵蚕、红花、川芎、苏木、生地、熟地、桂枝、黄芪、冰片。

【用法】上方研成细粉。用白蜜调药物成稠膏并捏成饼状（直径约 3cm）。用酒精棉球在神阙穴做常规消毒，用制作好的药饼贴敷神阙穴，外盖纱布一层，再用胶布固定，每两天换药一次。连续治疗 3 次休息 1 天。

【适应证】各型黧黑斑。

【出处】《针刺研究》1998，（2）：109-111.

二、非药物外治法

（一）耳穴压丸法

🥣 **处方 326**

肝、肾、肺、脾、胃、内分泌、皮质下、交感、神门、面颊。

【操作】取耳穴肝、肾、肺、内分泌、皮质下、交感、神门、面颊，体虚者加脾、胃。找出以上诸穴敏感点后，每穴按压王不留行籽 1~2 粒，以胶布固定，两耳交替，隔日 1 次，10 次为 1 个疗程。

【适应证】各型黧黑斑。

【出处】《江苏中医药杂志》1989，10（2）：8.

（二）刮痧疗法

🥣 **处方 327**

面部额头、眼周、面颊、口周、鼻部、下颌等区域。

【操作】面部刮痧，先清洁皮肤，再均匀涂抹润肤乳，按照额头、眼周、面颊、口周、鼻部、下颌的顺序，用玉板依次从面部中间向两侧沿肌肉纹理走向或顺应骨骼形态单方向刮拭。按揉太阳、印堂、迎香、颧髎、承泣、四白、承浆、大迎、颊车及黄褐斑部位。刮拭过程均以补法开始，逐渐过渡到平补平泻法，在色斑、痛点处采用压力大速度慢的手法。整个过程刮拭速度缓慢柔和，按压力均匀平稳，刮至皮肤轻微发热或皮肤潮红即可，不要求出痧。每周 2 次，4 周为 1 个疗程，3 个疗程后判定疗效。

【适应证】各型黧黑斑。

【出处】《实用中医药杂志》2011，27（2）：108-109.

（三）埋线疗法

🥣 **处方 328**

双侧肝俞、肾俞、足三里、肺俞、脾俞穴位作为治疗穴。

【操作】先消毒埋线穴位皮肤，每个穴位用 0.5%~1% 的利多卡因 1~2ml 作局部浸润麻醉。将备好的羊肠线段自导管针尖斜面插入针头内，此时导管针芯自动退出。再将装有羊肠线的导管针刺入穴位约 1.5cm 深，肾俞、足三里穴采用直刺，其余穴位采用斜刺或者向脊柱侧斜刺。然后推针芯，羊肠线便埋入穴位，拔出导管针，针孔用创可贴敷盖，术毕。每月埋线一次，1 个月为 1 个疗程，治疗 3~6 个疗程。

【适应证】各型黧黑斑。

【注意事项】治疗中患者面部避免日晒。

【出处】《泸州医学院学报》2002，25（3）：213-214.

（四）自血疗法

处方 329

血海、曲池、肾俞、肺俞、肝俞。

【操作】取 5ml 规格一次性注射器 1 支，抽取药液 2ml，然后在接受治疗者的肘或腘窝处静脉抽出 2~3ml 血液，组成约 5ml 混合液，快速刺入所选的穴位，提插得气后，抽无回血，每穴缓慢注入 1ml 混合液。隔 3 天治疗 1 次，10 次为 1 个疗程，疗程间休息 1 周。

【适应证】各型黧黑斑。

【出处】《实用中医内科杂志》2008，22（11）：60.

（五）温针灸疗法

处方 330

背俞穴（肺俞、心俞、肝俞、脾俞、肾俞）、曲池、血海、三阴交、足三里。肝郁气滞型加合谷、太冲；胃肠积滞型加天枢、中脘、上巨虚；脾肾两虚型加关元；失眠加安眠、神门、照海。

【操作】常规消毒后，背俞穴选用 0.30mm×40mm 毫针进行针刺，得气后点燃艾条，插在针柄上，灸 2 壮。余穴选用 0.25mm×40mm 毫针进行针刺，得气后，留针 30 分钟。每星期治疗 2 次，8 次为 1 个疗程，治疗 3 个疗程，随访 1 个月观察疗效。

【适应证】各型黧黑斑。

【出处】《上海针灸杂志》2012，31（3）：157-158.

（六）毫针法

处方 331

主穴：阴都、中脘采用浅刺（天部），腹针余穴采用深刺（地部）；

配穴：①情志不调，配腹四关、上风湿点，腹四关采用中刺，上风湿点采用深刺；②饮食失节，配调脾气、天枢、商曲，均采用中刺；③精血亏虚，配天地针，采用深刺；④冲任不调，配气穴、天枢，采用中刺；⑤外受风邪，配下风湿点，采用深刺。

【操作】选用 32 号 1 寸或 1.5 寸毫针，每例患者使用统一长度的针具进行针刺。腹部进针时避开毛孔、血管，轻缓施术。进针后，停留 3~5 分钟候气，再捻转使局部产生针感，再隔 5 分钟行针 1 次加强针感，使之向四周或远处扩散，留针 30 分钟出针。每天治疗 1 次，5 次为 1 个疗程，每个疗程后休息 2 天，连续治疗 4 个疗程。

【适应证】各型黧黑斑。

【出处】《中国美容医学》2011，20（7）：1156–1158.

三、综合外治法

（一）毫针法兼刺络拔罐

处方 332

主穴：阿是穴（皮损区）。

配穴：肝郁脾虚加血海、三阴交、足三里、曲池、肺俞。肝郁气滞型加太冲、行间、肝俞；胃肠积滞型加中脘、上巨虚；脾肾两虚型加关元、脾俞、肾俞；失眠加申脉、照海；月经不调或痛经加关元、子宫、次髎。畏寒肢冷、腰部酸困或夜尿次数增多者加腰阳关、肾俞、膀胱俞。

【操作】（1）毫针法：皮损区常规消毒，用 0.20mm×13mm 的针直接刺在皮损区或包围皮损区针刺。一般是在正中直刺 1 针（皮下），四周斜向中心横卧透刺 4 针（皮内）。局部针刺施术的特点是浅刺留针 30 分钟。每天 1 次，10 次为 1 个疗程。具体操作方法：用 0.30mm×50mm 毫针，进针 25mm~40mm，针刺得气后行平补平泻手法留针 30 分钟。每天 1 次，10 次为 1 个疗程。

（2）刺络拔罐：取背腰部的督脉及足太阳膀胱经，先在所选经脉上涂抹适量的刮痧油，选择罐口直径为 7.5cm 的大号火罐，采用重吸缓推术，用闪火法将火罐吸拔于所选经脉上，使罐内皮肤隆起约 8mm 以上，以每秒 2~3cm 速度沿着所选经脉来回推动至皮肤紫红为度。走罐后选取大椎、肺俞、膈俞、心俞、肝俞穴及其附近瘀紫较重处，进行皮肤常规消毒后，用三棱针点刺出血，再行拔火罐，出血以 2~5ml 为宜。每 2 天 1 次，5 次为 1 个疗程。连续治疗 3 个疗程后观察疗效。

【适应证】各型黧黑斑。

【出处】《河南中医学院学报》2009，24（1）：67-68.

（二）毫针法兼隔物灸

🥄 处方 333

主穴：颧髎、太阳、曲池、血海、三阴交、足三里、肺俞。

配穴：肝郁气滞型加合谷、太冲、肝俞；胃肠积滞型加天枢、中脘、上巨虚；脾肾两虚型加关元、脾俞、肾俞；失眠加安眠、神门、照海。

【操作】常规消毒后，面部穴选用 0.20mm×20mm 的毫针，其他部位选用 0.25mm×30 mm 的毫针，直刺进针，得气后，留针 30 分钟。同时用纯净干燥的食盐填敷于脐部（神阙穴），使其与脐平，上置艾炷，施灸 3 壮。每周治疗 2 次，8 次为 1 个疗程，治疗 3 个疗程，随访 1 个月观察疗效。

【适应证】各型黧黑斑。

【出处】《中国针灸》2005，25（1）：35-36.

综合评按：本病的发生多与肝、脾、肾三脏关系密切，以气血不能上荣于面为主要病机。目前以疏肝理气、活血化瘀、补益肝肾为治疗黄褐斑的常用方法。黄褐斑的外治方法很多，外擦、脐贴、中药面膜法等可以使药物在局部被吸收达到治疗作用，安全无痛苦、无副作用，患者容易接受。针灸、刮痧等均依据黧黑斑病机进行调整脏腑，调理气血。此病的发生多是内在因素所致，若想痊愈内服外治缺一不可。此外还要查明病因，积极治疗慢性病；调畅情志，减轻精神负担；营养不良的患者要加强营养；由避孕药引起的，应停止服药；甲状腺功能不良的患者要及时治疗甲状腺功能不良；避免日晒可使色斑变浅。

第三十五节　皮肌炎

皮肌炎是以皮肤、肌肉、血管损害为主的自身免疫性结缔组织疾病。主要临床表现是皮炎和多发性肌炎，亦可伴发红斑、毛细血管扩张、色素沉着和间质钙化。发病机制一般认为可能和癌肿、感染、病毒、药物、内分泌紊乱有关。相当于中医的肌痹。

1. 临床诊断

（1）多发于面额部，亦见于颈部、手背、手腕及肘膝伸侧。

（2）皮肤症状：初起面部出现水肿性红斑，颜色呈紫红色或暗红色。随着病情发展，水肿减退，皮损可呈硬皮病样，皮肤异色病样或红斑性狼疮样改变。

（3）四肢肌肉最易受侵，初起肌肉浮肿，软弱无力，疼痛和压痛，随后肌肉发生进行性萎缩，亦可累及于其他肌肉而出现相应症状。

（4）常伴有不规则的发热、大量出汗、肝脾肿大等。

（5）实验室检查，24 小时尿中肌酸量显著增高，血清转氨酶及 Y 球蛋白增高。

2. 中医分型

（1）热毒炽盛证：皮肤大片水肿性红斑或紫红斑，触之灼热，肌肉疼痛无力，关节肿痛，或吞咽不利，伴高热，口渴喜饮，口苦咽干，大便燥结，小便赤黄，脉弦滑数，舌苔黄腻。

（2）寒瘀痹阻证：病情迁延，发展缓慢，皮损呈暗红斑块，少量脱屑，全身肌肉酸痛无力，活动受限或手足肿胀，伴气短乏力，怕冷腹胀，舌淡红苔白，脉沉细。

（3）阳气虚衰：病程日久，皮损暗红或紫红，质硬，有细小鳞屑，局部肌肉萎缩，关节僵硬，肢端紫绀发凉，心悸气短，动辄喘促，畏寒，腹胀便溏，舌质淡胖，苔白润，脉细无力。

一、药物外治法

（一）擦洗法

处方 334

透骨草 30g，桂枝 15g，红花 10g。

【用法】将上方加水煮成药液，蘸取药液擦洗患处，每天 2~3 次，10 次为 1 个疗程。

【适应证】皮肌炎之寒瘀痹阻证。

【出处】李曰庆.《中医外科学》中国中医药出版社.

处方 335

生侧柏叶 30g，钩藤 15g，当归 10g，槐花 10g。

【操作方法】将上方加水煮成药液，蘸取药液擦洗患处，每天 2~3 次，10 次为 1 个疗程。

【适应证】各型皮肌炎。

【出处】李曰庆.《中医外科学》中国中医药出版社.

（二）热敷法

处方 336

蚕沙 150g。

【用法】加食盐，同炒热，加食醋 60ml，拌匀，布包，热敷患处，每天 1~2 次。

【适应证】皮肌炎之寒瘀痹阻证。

【出处】夏应魁，乌·乌日娜，马振友.《皮肤病中医方剂制剂手册》陕西科学技术出版社.

处方 337

丹参、红花、赤芍、路路通、川芎、伸筋草、丝瓜络、羌活、独活等。

【用法】将上药装入布袋，扎紧后放到铁锅中煎 40~60 分钟，让其释放出有效成分，再放入吸水毛巾 3 块加热 20~30 分钟。协助患者取舒适体位，取出毛巾拧至干湿适中，将湿热毛巾敷于患者肿胀疼痛部位，外包一次性治疗塑料中单，随时注意观察患者在热敷过程中的变化及感受，随毛巾的冷热变化而增减毛巾，毛巾的热度以患者的耐受力而定。热敷后将止痛消炎软膏涂于患处，覆盖纱布，用胶布粘好固定，防止污染衣物，24 小时后用温水洗净。每天 1 次，每次 20~30 分钟，15 天为 1 个疗程。

【适应证】皮肌炎之寒瘀痹阻证。

【注意事项】对药物过敏者及时停止用药。

【出处】《中国民族民间医药杂志》2012，21（15）：95，97.

二、非药物外治法

（一）壮医药线点灸疗法

处方 338

患处梅花穴和神阙、肾俞、曲池、足三里、结顶穴。

【操作】每天施灸 1 次，7 天为 1 个疗程。

【适应证】各型皮肌炎。

【出处】滕红丽，林辰.《药线点灸疗法》人民卫生出版社.

（二）毫针法

处方 339

足三里、上巨虚、下巨虚、三阴交、曲池、肾俞、阳陵泉、肩髎、委中、承山穴。

【操作】针用平补平泻法。

【适应证】皮肌炎之病情较久者及气血不足肌肉萎缩者。

【出处】《中国中医药》2011，9（11）：152-153.

（三）耳穴压丸法

处方 340

肺、脾、肾、交感、肾上腺、内分泌、皮质下、肩关节、膝、臀。

【操作】每次选取 5~6 穴，用王不留行籽贴压，左、右耳交替。

【适应证】各型肌痹。

【出处】《中国中医药》2011，9（11）：152–153.

综合评按：皮肌炎属自身免疫紊乱性疾病，用中医中药治疗本病的时间还不长，临床报道较少。针灸、耳穴压丸等外治法可调节脏腑平衡，促进血液循环，临床多配合内治法选用。皮肌炎是比较难治的疾病，激素及免疫抑制剂的使用可提高本病的治愈率，故应进行综合治疗。患者应注意多食用高蛋白和富含维生素的食物，避免日光照射，40岁以上的患者要进行全身检查以排除恶性肿瘤，定期随访。

第三十六节　硬皮病

硬皮病是一种以皮肤和内脏胶原纤维进行性硬化为特征的慢性局限性或泛发性皮肤结缔组织病。一般经过红肿、硬化及萎缩三个阶段，受累皮肤常与其深部组织固着，不易移动，因而可造成面貌变形和相应器官的功能障碍。其病因尚不明了，相当于中医的皮痹。

1. 临床诊断

该病分为局限性硬皮病和系统性硬皮病两种类型：

（1）局限性：皮损为硬化性斑疹，表面光滑如蜡，消退后可见菲薄萎缩、色素沉着或脱失等，其形态、大小、数目不等，躯干部多为斑片状，在头面、颈胸、四肢部者，多呈带状或点滴状。

（2）系统性：初起皮损呈实质性水肿，以后渐变硬化而干燥，有蜡样光泽，伴以色素增加或脱失，最终皮肤、皮下组织和皮肤附属器均呈萎缩，以致皮肤紧贴骨骼如木板样硬化，毛发脱落，出汗障碍，早期多见于肢端，并有动脉痉挛现象，后期可侵犯身体各部而出现各种相应症状。

2. 中医分型

（1）寒湿阻滞证：多见于局限性硬皮病，皮损呈片状、条状，实质性肿胀，表面蜡样光泽，手捏不起，渐有萎缩，色素加深或脱失，手足发凉，遇寒冷诸症加重；舌质淡或暗，苔白，脉沉缓或迟。

（2）脾肾阳虚证：相当于系统性硬皮病，初起肢端发凉，苍白青紫，皮肤肿胀，逐渐硬化萎缩，口唇缩小，表情淡漠，伴关节疼痛，形寒肢冷，腰膝酸软，胸闷短气，腹胀纳呆，毛发脱落，除皮肤硬化外，阳痿早泄，小便清长，大便溏薄，舌胖苔白，脉沉细。

（3）血瘀经脉证：病程较长，一般症见皮肤硬化似皮革样，或伴肢端动脉痉挛现象，肤色暗褐，麻木不仁或萎缩凹陷，肢端冰凉青紫，关节肿痛，伴面色晦暗，口唇色紫，口干不欲饮，心悸气短，舌质紫黯或有瘀斑，苔白，脉细涩。

一、药物外治法

（一）涂擦法

处方 341

红花 60g，白酒 250ml。

【用法】上药共浸泡一周，然后用药酒涂擦患处。

【适应证】各型硬皮病。

【出处】范瑞强，褟国维.《中西医结合治疗皮肤病性病》广东人民出版社.

（二）浸洗法

处方 342

大黄、桂枝、川芎、细辛、苏木、红花。

【用法】上方药物用量当视病变部位的大小而定，然后加适量的水温泡患处，每次 20~30 分钟，保持药温，每天或隔天 1 次。

【适应证】各型硬皮病。

【注意事项】浸洗后应避风寒，冬天应注意保暖。

【出处】张曼华.《中医皮肤病诊疗》广西人民出版社.

（三）湿敷法

处方 343

透骨草 30g，桂枝 15g，红花 10g。

【用法】上方煎成药液，以质地细软之纱布或干净毛巾浸泡其中，待完全浸透后取出，轻拧至不滴药液，持续敷于患处，30 分钟更换 1 次。

【适应证】各型硬皮病。

【注意事项】浸洗后应避风寒，冬天应注意保暖。

【出处】李曰庆.《中医外科学》中国中医药出版社 .

处方 344

制草乌 15g，川椒 10g，桂枝 10g，艾叶 10g。

【用法】上方煎成药液，以质地细软之纱布或干净毛巾浸泡其中，待完全浸透后取出，轻拧至不滴药液，持续敷于患处，30 分钟更换 1 次。

【适应证】各型硬皮病。

【注意事项】浸洗后应避风寒，冬天应注意保暖。

【出处】李曰庆.《中医外科学》中国中医药出版社 .

（四）熏洗法

处方 345

黄药子 250g。

【用法】取上药煎成药液，趁热熏洗患处，每天 2~3 次。

【适应证】各型硬皮病。

【注意事项】本品有毒，不可长期使用，肝肾功能损伤者及孕妇禁用，浸洗后应避风寒，冬天应注意保暖。

【出处】李曰庆.《中医外科学》中国中医药出版社 .

（五）热熨法

处方 346

川楝子 60g，花椒 30g。

【用法】上药用食盐炒后布包，趁热熨患处，每天 2~3 次，10 天为 1 个疗程。

【适应证】各型硬皮病。

【出处】顾伯华.《实用中医外科学》上海科学技术出版社.

（六）薄贴法

处方 347

群药类：鲜羊蹄根、梗叶（土大黄）、大风子、百部、皂刺各 60g，凤仙花、羊踯躅花、透骨草、马钱子、苦杏仁、银杏、蜂房、苦参子各 30g，穿山甲、川乌、草乌、全蝎、斑蝥各 15g，金头蜈蚣 15 条。药面类：白及面 30g，藤黄面、轻粉各 15g，硇砂面 10g。

【用法】取香油 4 公斤、生桐油 1 公斤倾入铁锅内，浸泡群药后，文火炼成深黄色，离火后过滤；再将药油置武火熬炼至滴水成珠（温度 240℃左右），每公斤药油加官粉 420g，樟丹 60g，药面 60g，松香 60g，制成脱色拔膏棍（赵炳南经验方），外贴于患处，每隔 3~4 天更换 1 次。

【适应证】各型硬皮病。

【注意事项】处方药液有毒，切勿入眼口黏膜处，用时蘸少许药液，以不流淌至正常皮肤为宜。不可大面积使用，不可长期使用，过敏者禁用。此外方中穿山甲临床已停用，可用三棱、莪术、水蛭等活血化瘀药代替。

【出处】管汾.《实用中医皮肤病学》甘肃人民出版社.

二、非药物外治法

（一）壮医药线点灸

处方 348

主穴：患处梅花穴、大椎、背八穴、血海、足三里、肾俞、命门、脾俞、气海、膈俞、肺俞、三阴交、承山、腰阳关、曲池、外关、关元、阿是穴。配穴：前额皮损者加上星、阳白、头维；上肢皮损者加扶突；腰背和下肢一并受损者加腰阳关、环跳、秩边。

【操作】每天施灸 1 次，7 天为 1 个疗程。

【适应证】各型硬皮病。

【出处】滕红丽，林辰.《药线点灸疗法》人民卫生出版社.

（二）耳穴压丸法

🥣 处方 349

取耳穴肺、内分泌、肾上腺、肝、脾等穴。

【操作】将药籽置于 0.3cm×0.5cm 的胶布中央，贴双耳上述穴位，嘱患者每天压丸 4~6 次，每次每穴按压 1~2 分钟。

【适应证】各型硬皮病。

【出处】滕红丽，林辰.《药线点灸疗法》人民卫生出版社.

（三）隔物灸疗法

🥣 处方 350

①曲池、足三里、三阴交、血海、阳池。②大椎、肾俞、命门、脾俞、膏肓俞、中脘。③神阙、气海、关元、肺俞、膈俞、阳池。

【操作】将药饼（由附子、川乌、草乌、细辛、桂枝、乳香、没药等制成）置于上述穴位，每天 1 次，行子午补法隔药饼灸，三组穴位交替使用，每穴 3~5 壮。

【适应证】硬皮病之寒湿阻滞证。

【出处】秦万章.《中西医结合研究丛书·皮肤病研究》上海科学技术出版社.

（四）黄蜡灸疗法

🥣 处方 351

上等黄蜡片适量。

【操作】先将面粉调和成面团，以湿面团沿着患病部位围成一圈，高出皮肤 3cm 左右，圈外围布数层，防止烘肤烧发，圈内放入上等黄蜡片约 1cm 厚，随后以铜勺（或铁勺）盛灰火在蜡上烘烤，使黄蜡熔化，皮肤有热痛感即可，灸完洒冷水少许于蜡上，冷却后揭去围布、面团及黄蜡。

【适应证】各型硬皮病。

【注意事项】若灸使蜡液沸动，患者施灸处先有痒感，随后痛不可忍，应立即停止治疗。

【**出处**】田从豁，臧俊岐.《中国灸法集萃》辽宁科学技术出版社.

综合评按：硬皮病属于结缔组织病，治疗较困难，近20年来，国内开展中医中药和中西医结合治疗硬皮病的研究取得了一定成就。中医外治法治疗硬皮病，具有一定疗效。硬皮病的中医辨证治疗，贯穿两大法则，即活血化瘀和温补肾阳，在临床应用中，应该根据各法的具体特点，灵活选用。熏洗、涂擦、浸洗三法，用药的同时可以清洁皮肤、软化上皮，有利于药物发挥作用，各型均适用。薄贴、艾灸、壮医磁疗，局限性硬皮病多用。壮医药线点灸可用于各型硬皮病。总之，本篇所选诸法，在治疗硬皮病上有一定疗效，但为了提高疗效，须采用综合疗法，结合中西医药物内服等，此外尚须发挥患者的主观能动性，加强锻炼，注意保暖等。

第三十七节　黏膜白斑

黏膜白斑是黏膜发生过度角化而形成的疾病，属癌前病变。其基本损害为黏膜呈白色或灰白色增厚，可为线状或斑块状。临床最常见者为口腔黏膜白斑和女阴黏膜白斑。其病因尚未明了，可能与长期的反复刺激、维生素 B 缺乏、女性性激素水平降低有关。相当于中医"阴疮""狐惑"之类。

1. 临床诊断

（1）口腔黏膜白斑：早期损害为淡红色，以后呈灰白色或乳白色发亮的白斑，形状不等，有时表面呈网状，与下面粘连很紧，强行剥去则引起出血，境界清楚，质较硬，不易推动，逐渐增大增厚，可呈疣状增殖，遇到冷热、辛辣刺激性食物时则感到疼痛。

（2）女阴白斑：初为线状或斑块状的灰白色增厚，逐渐扩展成大片。亦有早期仅感瘙痒，以后变成白斑者。晚期表现为表面角化、粗糙、变硬、呈乳白色，乳头样增殖或萎缩，自觉剧痒，常因搔抓而继发红肿、皲裂、溃疡。晚期皮损过大硬化者，有继发癌变的可能。

2.中医分型

（1）湿热毒蕴证：多见于急性发作期，口疮多疼痛，外阴红肿糜烂，双目发红羞明，下肢红斑结节，伴口苦咽干，小便短涩，舌红苔黄腻，脉弦滑。

（2）阴虚湿热证：起病缓慢，口疮、外阴溃疡反复发作，溃疡疮面暗红，灼痛明显，双眼发红，视物不清，下肢结节肿痛，伴五心烦热，口苦咽干，心烦不寐，腰膝酸软，小便短赤，舌红少津有裂纹，舌苔少，脉弦细数。

（3）阳虚血瘀证：病程日久，口腔、会阴溃疡深而大，基底灰白，顽固难愈，双目干涩发暗，视力减退，伴全身乏力，少气懒言，畏寒肢凉，食欲不振，大便溏稀，下肢浮肿，舌质淡暗苔白，脉沉细无力。

一、药物外治法

（一）熏洗法

处方 352

仙灵脾 30g，一枝黄花 30g，白鲜皮 30g，苦参 30g，泽泻 15g，艾叶 15g，花椒 12g，冰片 1g，土荆皮 30g，鸡血藤 30g，野菊花 30g。

【用法】上药用布包，温开水浸泡 15 分钟后，煎数沸，倾入盆中，趁热熏洗，早晚各 1 次，每次 5~10 分钟，洗后可拭干外阴部。

【适应证】黏膜白斑之湿热毒蕴证。

【注意事项】糜烂明显者忌用，经期停用。

【出处】李曰庆.《中医外科学》中国中医药出版社.

（二）坐浴法

处方 353

蒲公英 15g，连翘 15g，大黄 10g（后下），苦参 10g，紫花地丁 10g，白鲜皮 15g，金银花 15g，黄柏 15g，薄荷 10g（后下），赤芍 10g，生甘草 5g。

【用法】上药煎煮取液 2000ml，凉至 40℃，熏洗坐浴，每天 2 次，每次

20 分钟，7 天为 1 个疗程。观察 3 个疗程。

【适应证】急性外阴溃疡。

【注意事项】糜烂明显者忌用，经期停用。

【出处】《中国实用医药》2017，12（4）：145-146.

（三）擦洗法

处方 354

仙灵脾、川椒、蛇床子、苦参、土茯苓、艾叶、荆芥、防风、黄柏、紫草各 12g。

【用法】上方加水煎成药液，然后以干净毛巾或纱布蘸取药液擦洗患处，外阴萎缩加补骨脂、麦冬各 12g。炎症破裂及不典型增生加莪术、三棱、农吉利或山慈菇等适量，1 天 1~2 次，10 天为 1 个疗程。

【适应证】各型女阴白斑。

【出处】《中华妇产科杂志》1984，（4）：19.

（四）贴敷法

处方 355

马钱子 120g，紫草皮 10g，白芷 10g，蚤休 10g，当归 10g，蜈蚣 10 条，麻油 250ml，雄黄 6g，冰片 3g，麝香 1.5g。

【用法】先将前 7 味加文火煎煮，去渣，滤净后加凡士林 90g，稍冷后再加雄黄、冰片、麝香，搅拌和匀成膏，贴敷患处，1 天 1 次，10 次为 1 个疗程。

【适应证】各型女阴白斑。

【注意事项】处方药液有毒，切勿入眼口黏膜处，用时蘸少许药液，以不流淌至正常皮肤为宜。不可大面积使用，不可长期使用，过敏者及孕妇禁用。

【出处】李曰庆.《中医外科学》中国中医药出版社.

二、非药物外治法

（一）耳穴压丸法

处方 356

耳部神门、外生殖器、肺、内分泌等穴。

【操作】将王不留行籽置于 0.3cm×0.5cm 的胶布中央，贴双耳上述穴位，嘱患者每天压丸数次，每次每穴按压 1~2 分钟。

【适应证】各型外阴白斑。

【出处】李曰庆.《中医外科学》中国中医药出版社.

（二）壮医药线点灸疗法

处方 357

患处梅花穴和关元、血海。

【操作】每天施灸 1 次，10 天为 1 个疗程。

【适应证】各型口腔黏膜白斑。

【出处】滕红丽，林辰.《药线点灸疗法》人民卫生出版社.

（三）隔物灸法

处方 358

麻黄、雄黄酒、麝香、雄黄、艾绒各适量。

【操作】将麻黄搓成棉签粗，用 20% 雄黄酒浸泡 8~10 天，取出阴干后放入瓶内，再加少许麝香、雄黄、艾绒，制成灸条。先清洗外阴部，然后点燃艾条，快速点状接触患部。

【适应证】各型女阴白斑。

【注意事项】本品有毒，不可长期使用，过敏者及孕妇禁用。

【出处】《辽宁中医杂志》1983，（9）.

综合评按：自公元 2 世纪中医学已开始有诊治此类疾病的记载，并采用内服、外用等治疗方法。目前开展的中西医结合治疗黏膜白斑取得了较好的效果，特别是对轻度的不典型增生的女阴白斑效果良好。其中中药外治法是重要手段，可改善局部组织细胞的营养状态，促使组织换旧增新，使患者免除手术痛苦。本文所选诸种外治法，各有特点。熏洗、坐浴、擦洗之法，可清洗局部皮肤，软化上皮，有利于药物透入发挥作用；贴敷之法，效力持久，疗效可靠；壮医药线点灸法，具药力与艾灸之功；耳穴压丸可运用于各型皮损，临床可配合应用。另外，针刺疗法治疗本病也有较好的疗效，临床可结合使用。总之，本病治疗多采用综合疗法，中西医结合，内服外用同施，针灸理疗并举，对于轻度不典型增生型的、尚未发生恶变的病例，具有较好疗效。若有溃疡、乳头样增殖等恶变现象者，多行手术切除或放射治疗。

第三十八节 天疱疮

天疱疮是以皮肤起燎浆水疱为特征的一类皮肤疾病。皮疹可有红斑、小水疱、丘疹、丘疱疹，水疱常沿红斑呈环状排列，好发于四肢及腰部等处，剧烈瘙痒。皮疹成批出现，愈后残留色素沉着。中医学文献中并无明确记载，按其临床特点属于"天胞疮""天赤疮"之类。

1. 临床诊断

（1）皮损为多形性，包括红斑、丘疹、风团或水疱、脓疱，但通常以某一型或某数型为主，其中以瘙痒性丘疹及水疱多见。水疱周围有轻微红晕，疱壁较厚，紧张丰满，不易破裂，常聚集成群，作环状或半环状排列，尼氏征阴性，自觉剧痒。

（2）可发全身，但以躯干、肩胛、腰骶部、臀部及四肢伸侧多见，黏膜极少受侵。

（3）血液中嗜酸性细胞常增高，疱液中亦可见大量嗜酸性细胞，患者对碘过敏，服碘化物后症状加重，用25%~50% 碘化钾作斑贴试验，多数于24小时局部红肿或发生水疱。

2. 中医分型

（1）热毒炽盛型：发病急骤，水疱、脓疱迅速扩展增多，可泛发，不断新起，皮面色赤如丹，兼见身热夜甚，甚则壮热口渴，面皮灼热，唇焦齿燥，烦躁不安，便干尿黄，舌质红绛，苔黄燥，脉数。

（2）心火脾湿型：燎浆水疱反复新起，疱壁松弛，未破不坚，擦则起疱破烂，疱破津流不易愈合，甚则口舌糜烂，兼见心烦不眠，胃纳呆滞，腹胀便溏，甚则恶心呕吐，体重下降，舌尖红，苔黄腻，脉濡数。

（3）脾虚湿蕴证：水疱疱壁紧张，潮红不著，或结痂较厚，不宜脱落，伴倦怠乏力，腹胀便溏，舌淡胖，苔白腻，脉沉缓。

（4）气阴两伤证：病程较长，已无新疱，结痂干枯，干燥脱落，瘙痒入夜尤甚，或遍体层层脱屑状落叶，伴口眼干燥，五心烦热，气短懒言，神疲乏力，舌淡红，苔少或花剥，脉沉细数。

药物外治法

（一）涂擦法

🥣 处方 359

祛湿散：川连 24g，川黄柏 24g，黄芩 144g，槟榔 96g。

【用法】取祛湿散直接撒扑，或用植物油调敷或配制软膏用。一般丘疹样或少量渗出样皮损可以直接撒扑或者用鲜芦荟蘸药外擦；流水多或脓汁多者可用油调外用；暗红干燥脱皮者可用药粉配成软膏用。

【适应证】各型天疱疮。

【注意事项】本品有毒，不可长期使用，切勿误入眼中，需置干燥密闭环境中贮藏，孕妇禁用，阴疮禁用。

【出处】北京中医医院.《赵炳南临床经验集》人民卫生出版社.

🥣 处方 360

如意金黄散：天花粉 48g，黄柏 48g，大黄 48g，姜黄 48g，白芷 30g，厚朴 18g，橘皮 18g，甘草 18g，苍术 18g，生南星 18g。

【用法】上药打成细粉，取适量植物油调擦患处，每天 2~3 次。

【适应证】天疱疮之热毒炽盛证。

【出处】赵炳南，张志礼.《简明中医皮肤病学》中国中医药出版社.

（二）扑粉法

处方 361

青黛 2 两，石膏 4 两，滑石 4 两，黄柏 2 两。

【用法】上方各药研细末，在患处用麻油润湿后，以药粉干扑。

【适应证】天疱疮之心火脾湿证和脾虚湿蕴证。

【出处】顾伯康，马绍尧.《中医外科临床手册》上海科学技术出版社.

处方 362

青黛 2 两，石膏 4 两，滑石 4 两，黄柏 2 两，煅海螵蛸粉 1 两，煅牡蛎粉 1 两。

【操作方法】上方各药研细末，在患处用麻油润湿后，以药粉干扑。

【适应证】心火脾湿证和脾虚湿蕴证。

【出处】顾伯康，马绍尧.《中医外科临床手册》上海科学技术出版社.

（三）擦洗法

处方 363

雄黄解毒散（成分：雄黄 30g，寒水石 30g，白矾 120g）30g。百部酒（百部 20g 加入到 100ml 75% 乙醇溶液中浸泡）100ml。

【用法】将雄黄解毒散加入百部酒中，混匀后蘸取药液擦洗患处，1 天 1~2 次，5 次为 1 个疗程。

【适应证】天疱疮之火毒炽盛证。

【注意事项】本品有毒，不可长期使用，切勿误入眼中，孕妇禁用。

【出处】秦万章.《中西医结合研究丛书·皮肤病研究》上海科学技术出版社.

（四）含漱法

处方 364

金莲花片。

【用法】将金莲花片含服。

【适应证】天疱疮之火毒炽盛证见口舌糜烂者。

【出处】李曰庆.《中医外科学》中国中医药出版社.

综合评按： 天疱疮发病原因目前尚不明确，病程缓慢，反复发作，剧烈瘙痒，给患者带来很大痛苦。中医认为本病发病多系火毒炽盛、脾虚湿蕴，又外感湿热毒邪，内外相搏，蕴于肌肤而发病，治疗上应遵循急则治其标、缓则治其本的原则。急性期重在清热除湿，解毒凉血，慢性期重在益气养阴，健脾除湿，兼以清热解毒，施以相应的中药外治法，如涂擦、扑粉、含漱之类，可使药物作用于局部直达病所，对改善局部症状，具有确切的作用，临床常配合内治法使用。经中药治疗病情未能控制的，应中西医结合治疗。

临床上，要注意皮肤、口腔外阴的清洁，预防全身或局部感染。加强营养，给予高蛋白、高维生素、低盐饮食。皮肤结痂脱落时，可用植物油轻轻揩之，不宜水洗。保持良好的睡眠、稳定的情绪，加强锻炼对本病的预后及复发有重要的意义。

第三十九节　红斑狼疮

红斑狼疮是一种可累及皮肤及全身多脏器、多系统的自身免疫性疾病。临床常见盘状红蝴蝶疮和系统性蝴蝶疮。盘状红蝴蝶疮的特点是面部盘状红蝴蝶斑，系统性红斑狼疮的特点是除面部蝶形水肿性红斑外，常累及多脏器、多系统，预后较差。好发于青年女性，年龄多在15~40岁，中医文献中有"红蝴蝶疮""鬼脸疮""马缨丹"之称。

1. 临床诊断

（1）多发于15~40岁的女性。

（2）皮损多而广泛，分布对称，好发于暴露部位，常见的皮损为水肿性或紫红色斑，边缘清楚或模糊，大小形状不一。发于面颊鼻梁部者，可相连结成蝴蝶型；发于手指末端部的损害，多为紫癜、水疱、溃疡；发于口腔黏膜部者，为出血点、糜烂，浅在性溃疡、齿龈炎等。其他部位发病可表现为盘状斑块、风团、结节性红斑性皮疹或脱发。

（3）常以头痛、发热、四肢及关节疼痛开始，晚期可因侵犯肾、心、肺等而出现相应的症状，其中半数以上为肾脏病变。

（4）骨髓或血液中常可找到狼疮细胞。

2. 中医分型

（1）毒热炽盛型：患者以少女居多。症见突然高热，或者壮热不退；面部发生蝶形红斑，手指等处发生形态不规则的瘀斑、紫斑；肌肉、关节疼痛；烦躁不眠，口干咽燥，神志恍惚，周身酸软无力，严重者会出现神昏谵语，舌质红或绛红，苔薄黄，脉细数或滑数。

（2）心脾两虚型：心慌气短，面色㿠白，健忘失眠，食少纳呆，周身困倦，舌质淡红，苔少或薄白，脉象虚、沉、细。

（3）脾虚肝旺型：两胁胀痛，胸膈痞满，肝脾肿大，呕恶嗳气，头晕失眠，月经不调或闭经。舌质红或绛红，苔薄黄微干或黄腻，脉弦、细、数。

（4）脾肾阳虚型：颜面浮肿，腰下水肿更甚，指压如烂棉，凹陷难起，腰酸重于痛，尿量减少而夜尿频多。或腹胀呕恶，便秘或便溏，舌质淡红有齿痕，苔白或白腐，脉象沉、迟、细，尺部尤甚。

（5）气滞血瘀型：多见于盘状局限性或亚急性红蝴蝶疮，红斑暗滞，角质栓形成及皮肤萎缩，伴倦怠乏力，舌暗红苔白或光面舌，脉沉细涩。

（6）阴虚火旺型：低热或潮热，神倦形怠，头晕，心悸气短，口干咽燥，自汗盗汗，脱发，关节肌肉酸楚重于疼痛，干咳少痰，舌质淡红，苔少或花剥，脉象虚、细、数。

一、药物外治法

（一）涂擦法

⚕ 处方 365

清凉膏：当归 30g，紫草 6g，大黄面 4.5g，黄蜡 120g，香油 480g。

【用法】先将当归、紫草浸油内 2~3 天，然后放火上炸至枯黄后去渣滤过，待油至温后加入大黄面及黄蜡，搅匀成膏。

【适应证】红斑狼疮之热毒炽盛证和阴虚火旺证。

【出处】赵炳南，张志礼.《简明中医皮肤病学》中国中医药出版社.

处方 366

黄连软膏：黄连面 10g，凡士林 90g。

【操作方法】直接外用，亦可摊在纱布上贴敷。

【适应证】红斑狼疮之热毒炽盛证和阴虚火旺证。

【出处】赵炳南，张志礼.《简明中医皮肤病学》中国中医药出版社.

（二）扑粉法

处方 367

白矾 0.5g，枯矾 0.5g，五倍子 2g。

【用法】将上药共为细末，过细筛后，在糜烂或溃疡处直接以药粉扑之，一般用药 1~2 周后即有好转。

【适应证】各型红蝴蝶疮皮损有糜烂或溃疡者。

【出处】《中华口腔科杂志》1982，17（2）：110.

（三）贴敷法

处方 368

尿浸石膏 90%，制炉甘石 10%，甘草粉少许。

【用法】外用石膏必须先尿浸半年（或用熟石膏），洗净，再进行漂洗，然后煅熟研粉，再加入制炉甘石粉、甘草粉和匀，以麻油少许调成药膏，再加入凡士林适量搅拌和匀（药粉约 3/10，油类约 7/10），将膏少许均匀涂纱布上，敷贴患处。

【适应证】各型红蝴蝶疮。

【出处】李曰庆.《中医外科学》中国中医药出版社.

（四）灌肠法

处方 369

生大黄 12g，熟附子 10g，牡蛎 30g。

【用法】上药加水 500~800ml，文火煎至 200ml，每天晚上用灌肠注射器将药汁一次推入直肠内，保留 30~60 分钟后再排除。

【适应证】肾脏受损而出现早期尿毒症者。

【出处】李曰庆.《中医外科学》中国中医药出版社.

二、非药物外治法

（一）壮医药线点灸

处方 370

患处梅花穴和中极、下关元、手三里。

【操作】每天施灸 1 次，7 天为 1 个疗程。

【适应证】各型红蝴蝶疮。

【出处】滕红丽，林辰.《药线点灸疗法》人民卫生出版社.

（二）自血疗法

处方 371

足三里。

【操作】每次取 5ml 一次性注射器，常规消毒后，在肘正中静脉抽取静脉血 3~5ml，随即注入足三里穴，第 1~3 针每天 1 次，第 4~6 针隔日 1 次，第 7~10 针隔 2 天 1 次，两侧足三里交替注射，4 周为 1 个疗程，连续治疗两个疗程后观察。

【适应证】各型红蝴蝶疮。

【注意事项】应在口服免疫抑制剂或激素治疗的基础上使用自血疗法治疗。

【出处】《针灸临床杂志》2012，28（3）：25.

综合评按：红斑狼疮属于自身免疫性疾病，由于本病病情变化错综复杂，病候繁多，病情的缓解与加剧交替出现，故临床治疗颇为棘手，痊愈率很低。临床治疗以内服为主，根据出现的症状，配合相应的外治法。对于皮损部位出现糜烂或溃疡者，可用外敷、涂擦法，糜烂溃疡明显者可选用扑粉法，对于出现肾毒性和早期尿毒症可选中药灌肠法。另外，用自血穴位注射，血液的有效成分在体内被缓慢吸收，通过经络的作用，对人体产生一种非特异性的刺激作用，可激发和调节机体的免疫功能，以调动机体的抗病能力，加速病理组织修复，使机体免疫功能增强。中药外治法治疗红斑狼疮，临床报道少，经验不多。临床对本病的治疗多采用综合疗法，糖皮质激素的内服和外用对治疗此病有良好的效果，中西医结合、内服、外用等疗法并用，不仅可大大提高疗效，而且可减少药物的副作用，缩短服药周期，提高治愈率。

《当代中医外治临床丛书》
参编单位

总主编单位

河南大学中医药研究院　　　　　　中华中医药学会慢病管理分会

开封市中医院　　　　　　　　　　海南省中医院

北京中医药大学深圳医院

副总主编单位（排名不分先后）

北京中医药大学　　　　　　　　　南京中医药大学

山东中医药大学　　　　　　　　　河南大学中医院

黑龙江中医药大学　　　　　　　　辽宁中医药大学

四川省第二中医医院　　　　　　　浙江省义乌市中医医院

南阳理工学院张仲景国医国药学院　湖北省英山县人民医院

河南省中医糖尿病医院　　　　　　江西省高安市中医院

河南省长垣中西医结合医院　　　　甘肃省兰州市中医医院

甘肃省兰州市西固区中医院　　　　河南省开封市儿童医院

河北省馆陶县中医院　　　　　　　湖北省咸宁市中医院

湖北省武穴市中医院　　　　　　　中日友好医院

编委单位（排名不分先后）

河南省中医院　　　　　　　　　　河南省开封市第五人民医院

南阳理工学院张仲景国医国药学院　河南省郑州市中医院

开封市中医糖尿病医院　　　　　　河南省项城市中医院

广东省深圳市妇幼保健院　　　　　河南省荥阳市中医院

山东省聊城市中医院

中国人民解放军陆军第 83 集团军医院

甘肃省兰州市西固区中医院

成都中医药大学

江苏省扬州市中医院

江苏省盐城市中医院

江苏省镇江市中医院

河北省石家庄市中医院

河南省三门峡市中医院

河南省三门峡市颐享糖尿病研究所

河南省安阳市中西医结合医院

河南省林州市人民医院

广州中医药大学顺德医院附属均安医院

河南省南阳市中医院

河南省南阳名仁医院

河南省骨科医院

河南省濮阳市中医院

四川省南部县中医院

贵州省福泉市中医院

浙江省义乌市中医医院

海南省三亚市中医院

黑龙江省安达市中医医院

湖北省天门市中医医院

湖北省老河口市中医医院

深圳市罗湖区中医院